トラウマからの回復

扶桑社

生野信弘

はじめに

10年ほど前、一人の患者さんがクリニックを訪れました。

彼女が訴える症状は、「電車に乗っていると突然胃のあたりから恐怖が込み上げてくる」というもの。さらに、治療を進めていくなかで打ち明けてくれたのが「小学校五年生のときに、性被害に遭っていた」ということでした。

その症状は、ＰＴＳＤの「フラッシュバック」ではないかと疑いましたが、何の前触れもなく身体感覚を伴った恐怖の感情だけが湧き出てくるなど、聞いたこともありませんでした。

「このフラッシュバックに似たモノの正体は一体なんなのか？」

そんな疑問とともに、患者さんの回復に向けて原因究明に苦心していた2018年、ようやく一筋の光が差しました。WHO（世界保健機関）が作成する疾患の分類である『国際疾患分類第11改訂版（ICD—11）』に、「複雑性PTSD」が診断基準として採用されたのです。

複雑性PTSDは幼少期に「慢性的」なトラウマを経験することで表出する疾患で、その中心にある症状が「解離性フラッシュバック」でした。10年前にクリニックを訪れた患者さんの症状も、解離性フラッシュバックだったのです。

複雑性PTSDの症状は発達障害に似ており、さらには気分変調症、双極性障害といった感情障害や身体表現性障害など、まさに何でもありの病状を呈します。逆に言えば、これらの診断を受けた人のなかには、本当は複雑性PTSDである方もいらっしゃるということです。

一方、多くの精神疾患で処方される抗うつ薬や抗不安薬、気分安定薬は、トラウマの治療においてはむしろ症状を長引かせてしまいます。もし、正しい診断がなされれば、長引く不調に苦しむ方も減っていくのではないでしょうか。

複雑性ＰＴＳＤは幼少期から続くトラウマ体験の「後遺症」であり、疾患です。疾患である以上は、治療が可能なのです。

ただし、複雑性ＰＴＳＤには「出来事基準」といって厳密な診断基準がありま す。しかし、同じ「心」を扱う心理の領域では、この出来事基準を非常に広く取る傾向があることがわかってきました。幼少期の失恋や大学受験の失敗などもすべて一括りにトラウマ関連とみなしているようなのです。

診断基準に基づいた治療と、辛い体験をカウンセラーさんに話して心を楽にするという行為は、まったく次元の違うものです。疾患は、カウンセリングだけでは改善しません。脳という臓器を含めた、身体の治療が必要なのです。

本書では、患者さんの体験をベースにした回復までのストーリーと解説、さらに巻末の付録の３つに別れており、読みやすい箇所から目を通していただければと思います。

多くの人にトラウマ治療を知っていただき、症状に苦しむ方が回復の希望を見いだせることを願って。

トラウマからの回復◎目次

付録

第1章
不調の原因は「トラウマ」だった!?

エピソード1　私って発達障害？

1

『発達障害のための生活マニュアル』
『ADHDのしごと術』
『グレーゾーン、生きづらさと対策』

朝、目が覚めて最初に視界に入るのは、ベッドサイドのテーブルに積み上げられた発達障害関連のライフハック本だ。
『発達障害のための生活マニュアル』には「起床時から仕事に行くまでのタス

クを順番にノートにメモしておこう」と書かれていて、ちゃんとそれを実践しようと、昨晩、分刻みのタスクをノートにメモしていた。確か、朝起きて最初にやることは「目覚ましのコーヒーを飲む」だったはずだ。

けれども、布団のなかで丸まったまま体を起こすことができない。

最初にコーヒーを飲んで、歯を磨いて、バッグに資料をつめて、着替えて。出社したらクライアントに返さなくてはいけないメールが3件、電話で進捗を確認する案件が1件……。本当はメモなんか見なくてもやるべきことは覚えている。

とにかく段取りをこなすよう、自分自身に命令する。だけど、体が動かない。どうしてだろう?

2

「朝起きれない?　それは、ハナちゃんが夜更かししているからじゃない?」

そう言って、幼馴染のタロウは美味しそうにビールを飲み干した。金曜夜の居酒屋は騒がしくて苦手だけど、21時を過ぎたらゆっくり食事ができる場所が限られてしまう。とりあえず注文したポテトフライをつまみながら、私は自分の夜のルーティンを振り返ってみた。

「23時には布団に入っているけど、最近寝付きが悪くって。日中すごく緊張して疲れているのに、なかなか眠れないんだよね。ストレスかな」

「ストレスか。仕事が忙しいとか？」

「それもあるけど、実家の親から最近頻繁に連絡が来るようになって、ストレスだとそれが一番原因かも。病院に行ったほうがいいのかな？」

話を聞いて、タロウは眉をしかめた。私が両親と絶縁状態であることを何となく知っているからだ。大学卒業を機に実家を出てから8年。親とはまったく連絡をとっていなかったけど、最近母から電話が来るようになった。それがきっかけなのか、体調が悪化したような気がする。

「それって、メンタルクリニックに行ったほうがいいんじゃない。子どものころに受けた傷って、やっぱり大人になっても影響しそうだし」

〝一度受けた心の傷は治らない〟なんてよく聞く話だけど、メンタルクリニックはハードルが高い気がする。

3

To 株式会社○×商事
件名:【ご発注書】○×のご依頼につきまして

勤務中、キーボードを打つ手がとまる。メールを送るだけなのに、指先が冷たく、体が硬直して動かない。もし、このメールを送ったらとんでもなく悪いことが起こるのではないか、取引先が突然激怒するのではないか。何てことのない発注をするだけなのに、心臓が早鐘を打つ。オフィスの蛍光灯が眩しく、ほかの従業員の声が急激に遠のいていく。

今朝も満員電車に乗るだけで疲労困憊だった。隣に座った男性が急に私を怒鳴りつけるかもしれないという根拠のない想像にかられて、ほかの乗客の声や咳払いに体が縮みあがる。みぞおちがギュッと痛み、冷や汗が溢れ出る。

このメールもとりかかってすでに1時間以上が経っている。そそっかしくって忘れっぽい、集中力がない、そのせいでマルチタスクも苦手だ。もしかしたら発達障害の特性があるのではないかと思っていたけれど、最近は以前よりも調子が悪い。資料の誤字脱字が増え、上司や先輩に頼まれたタスクも謎の恐怖感が先立って手をつけることができない。

どうして、ちゃんとできないのだろう？

──メンタルクリニックに行ったほうがいいんじゃない？──

ふと先日のタロウとの会話を思い出す。スマホを取り出し、勇気を出して検索してみた。

4

予約したクリニックはオフィス街のメイン通りから少し離れた、静かな場所にあった。

「今日はどうされましたか?」

診察室にいたのは、穏やかな雰囲気をまとった、丸い顔の50代くらいの男の先生だ。私は体調が悪くて日常生活がうまくいかないこと、原因が分からなくて困っていること、先生に質問されるがまま幼少期の出来事などを話した。

~診察室にて~

ハナ　忘れっぽいし、集中力もないし、昔から大きな音が苦手だったんです。ライフハック本などを読んで自分なりにいろいろ工夫して、仕事はなんとか乗り切ってきたのですが、最近はうまくコントロールすることができなくって。

私って発達障害の特性があるんでしょうか？

医師　発達障害の特性があるかどうかはすぐに診断することはできません。でも、ハナさんの生育歴を聞く限り、幼少期の親とのトラウマ体験が影響している可能性もありますね。

ハナ　トラウマ……ですか？　確かに両親とはあまりいい思い出がありませんが、実家を出てずいぶん経ちますし、私もいい大人です。今更トラウマというのもおかしい気がします。

医師　普通はそう考えますよね。でもねハナさん、大人になってもきっかけさえあれば、トラウマの蓋が突然開くこともあるんですよ。それで心身に不調をきたしたり、発達障害に似た症状が表れたり、人が変わったようになることもあります。

ハナ　そんなこともあるんですか。最近、先延ばしぐせがひどくなって、仕事でも凡ミスが増えてしまって。もともとダメ人間だったんですけど、前以上にポンコツになってしまったんです。そんな自分がみっともなくて恥ずかしくって……。これもトラウマが影響しているんですか？

医師　そうした特徴はどこまでが生まれつきのものか、トラウマ体験によるものかは厳密に線を引くのは難しいところです。でも、過去のトラウマ体験の影響で日常生活がままならないのでしたら、それらのトラウマの影響を症状ととらえて〝治療〟を試みることもできます。逆に言えば「気合や根性でどうにかする」という類のものでもないんです。

ハナ　トラウマを〝治療〟ですか？　何となく子ども時代に受けた心の傷って、生涯治らないものだと思っていました。きっと今後の自分の人生にも陰を落とし続ける。そんな気がしていたのですが……。

医師　ええ、もちろんトラウマ治療は「過去の辛い記憶をなくす」というものではありません。トラウマの記憶を過去のものとして処理して、自分の未来に影響を与えないようにしていくんです。

解説1

過去のトラウマが今の自分に与える影響

□トラウマ体験と自律神経系の関係

田町三田こころみクリニックで診療を行っている精神科医の生野信弘です。

私はこれまで、過食症の対人関係療法とトラウマ関連疾患の治療を中心に多くの患者さんを見てきました。診療を受けにくる患者さんのなかには「自分は発達障害ではないか?」「他院で抗うつ薬や抗不安薬を処方されたけど、症状が改善されない」と訴えるかたも多くいます。そして、よく話を聞くとそれはうつ病ではなく、実は過去のトラウマ体験がもたらす症状だったというパターンもあるのです。

幼い頃、親から日常的に叩かれていた、性被害を受けていた……。そうした過去の「傷（トラウマ体験）」を心や体が覚えていると、現在の自分の体調にも影響を及ぼすことがあります。その要因の一つとして、神経系の誤作動があります。神経系にはいくつか種類がありますが、そのなかでも「交感神経」や「副交感神経（迷走神経）」という言葉を聞いたことがある人も多いでしょう。交感神経は活動する際に優位になる神経系で、副交感神経（迷走神経）はリラックス状態に関わっています。

また、副交感神経（迷走神経）には、「腹側迷走神経」と「背側迷走神経」の2種類があり、私たちが穏やかに社会的な生活を送っているときは腹側迷走神経が優位の状態です。一方、交感神経は哺乳類に古くから備わっている機能で、危機的状況に陥ったときにその場所から逃走したり、あるいは敵と闘ったりするときにより活発になります。

社会生活を送るなかで交感神経が過剰に働くと、小さな物音にも驚いて飛びあがってしまったり、不眠に陥ったり、相手から言われた些細な言葉を攻撃だと認識して激昂してしまう……など、実にさまざまな状態を引き起こします。これを「過覚醒」といいます。

そしてもう一つポイントとなるのが、先ほど言及した副交感神経（迷走神経）のひとつ「背側迷走神経」。生命の危機を感じたときに背側迷走神経は、交感神経とは別の形で対応しようとします。たとえば、野生動物を撮影したドキュメンタリー映像などで、ライオンに捕食されそうになっている小動物が、ライオンのするどい歯で首根っこをつかまれているにも関わらず、抵抗せずぐったりしているような場面を見たことはありませんか？

人間も突然驚かされたり、身の危険を覚えるような体験をしたら身動きがとれなくなることがありますよね。これはフリーズ反応と呼ばれるもの。「背側迷走神経」が優位となりフリーズ反応が起きると、辛い状況を感じないように感覚や感情を麻痺させたり、体の動きを制限したりします。それを「低覚醒」といいます。

動物でしたら、運良く生き延びたら低覚醒状態（フリーズ反応）から解放されて通常の活動レベルに戻ることができますが、人間はそうもいきません。特に、慢性的にトラウマ体験にさらされてきた人だと、大人になっても不必要な場面でたびたび低覚醒に陥ることがあり、それが続くと慢性的なうつ状態にも見えます。ゆえに、幼少期にトラウマ体験を受けてきた人が、うつ病と誤診されてしまうケースも後を絶ちません。

[図1]

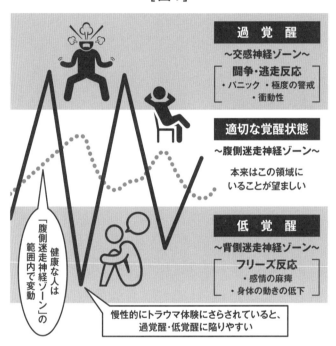

過覚醒
〜交感神経ゾーン〜
闘争・逃走反応
・パニック ・極度の警戒
・衝動性
適切な覚醒状態
〜腹側迷走神経ゾーン〜
本来はこの領域にいることが望ましい
低覚醒
〜背側迷走神経ゾーン〜
フリーズ反応
・感情の麻痺
・身体の動きの低下
健康な人は「腹側迷走神経ゾーン」の範囲内で変動
慢性的にトラウマ体験にさらされていると、過覚醒・低覚醒に陥りやすい

□「過覚醒」と「低覚醒」

前のページに登場したハナさんは、眠れなくなったり電車のなかで物音に過剰に反応する「過覚醒」、何時間もデスクで固まったり、体が異常に重く朝起きることができない「低覚醒」の両方が見られました。本来は「交感神経」も「背側迷走神経」も適切に機能していたら、日常生活で過剰に反応することはありません。それなのに、なぜハナさんは生活がままならないほど神経系にブレが生じてしまったのでしょうか。

実はその背後には、過去のトラウマ体験がひそんでいました。過去に慢性的なトラウマ体験にさらされたら、その後の生活においても、何てことのない場面で脳や体が「過去に起きた危機的状況と同じ」と認識してしまうケースがあるのです。それを「再体験症状」と言います。再体験症状が表出すると「図1」のように適切ではない場面で交感神経・背側迷走神経が刺激され、過覚醒や低覚醒に陥ってしまいます。トラウマ体験そのものを忘れていたとしても再体験症状は起こるため、患者さんはしばしば原因不明の不調に悩まされます。

私のもとでトラウマ治療を受けているある患者さんは、「オーディオやラジオについている音量調節の〝ツマミ〟をうまく操作できない状態」だと表現しました。「些細な出来事がトリガーになって、急激に音量を上げてしまったり(過覚醒)、逆に下げてしまったり(低覚醒)、ちょうどいいボリュームにできない」のだと。言い得て妙だと思いました。

□トラウマ体験がもたらす症状

ちなみに、過覚醒と低覚醒にまつわる症状は「①再体験症状」のほかに、「②覚醒亢進症状」「③回避麻痺症状」があります。それぞれ、もう少し詳しく説明すると次のようなかたちです。

①再体験症状

過去の出来事を思い出すのではなく、トラウマを経験したときの感情や身体感覚が自分の意志とは無関係にありありと再現されます。トラウマを受けた際の一連のエピソードは覚えていなくても、焼き付けられた断片的な記憶（トラウマ記憶）が出現することも。トラウマ記憶の再現は、〝言葉にならない〟ほどの辛さを伴う体験なのですが、記憶が断片化しているため本人には何が起こっているのか分からないし、なぜそのような体験をしたのか説明できないケースも多いのです。あとの章で詳しく説明しますが、代表的な症状に「解離性フラッシュバック」と「悪夢」があります。

②覚醒亢進症状

突然の物音などの刺激に過敏になりやすい驚愕反応が知られています。さらに、こうした驚愕反応を引き起こす要因（光・音・怒鳴り声ｅｔｃ.）が去っても、脳や体はトラウマを記憶しているため、脅威が続いているかのような身体反応（過覚醒状態）が見られます。不眠や集中力の欠如などはその一例です。

③回避麻痺症状

再体験症状を引き起こす可能性のある出来事を思い出さないようにしたり、それに関連した活動や状況、人を避けるなどの行動が回避麻痺症状です。トラウマ記憶を思い出せなくなる解離性健忘や、自分の意志と体が分離してしまったような感覚、現実感消失なども回避麻痺症状に含まれます。こちらは低覚醒状態にあたります。

この３つの症状はいずれも、自律神経が「過覚醒」「低覚醒」となっている状態です。そして、それぞれ３つは相互に作用しあっています。トラウマ関連疾患の根底には、「再体験症状」によって、被害がまた生じているかのように感じられる状態が持続し、それによって「回避麻痺症状」「覚醒亢進症状」が引きおこされ、自律神経系の調節の困難が続いている、と説明することができます。

□トラウマ体験と第四の発達障害

さて、ストーリーに登場するハナさんは、自分の身に起きた不調の原因が分からず、現在の困りごとは発達障害に起因すると考えていました。発達障害という言葉が広く認知されるようになって長い時間が経ちますが、診断者数は年々増えています。文部科学省が発表した資料によると、発達障害と診断される子どもの数は2021年の時点で15年前の約16倍にも増加していたそうです。大人の発達障害も同様に増え続けていると言われていますが、私はそのなかには「トラウマ」が原因で発達障害と似た症状を示している人も一定数いるのではないかと考えています。

トラウマ関連疾患では、交感神経や背側迷走神経の働きを適切な覚醒レベルに調節することが難しく、過覚醒・低覚醒が起こりやすくなる、というのは先ほど解説した通り。神経系が発達する幼少期、あるいは一度発達した神経系が再構築される思春期に慢性的なトラウマ経験を受けると、神経系の発達が阻害されてしまい、症状が起きやすくなるのです。一方、先天的な特性ともいえる発達障害は、定形発達の人よりもゆっくりと神経系が発達していきます。トラウマ関連疾患と発達障害、いずれにしても神経系の誤作動により症状が起こるため、両者とも近しい言動が目立つのです。

また、幼児期に家庭内暴力や面前ＤＶ、身体的な虐待やネグレクト（育児放棄）にともなう養育者の頻回の交替といった慢性的なトラウマ体験にさらされて愛着の形成に失敗すると、児童の一部は落ち着きがなかったり、衝動的だったり反抗的な言動をとる場合があります。これもＡＤＨＤ（注意欠如多動症）に似た症状ですよね。こうした被虐待児に表れる一連の症状を「第四の発達障害」と定義づける研究者もいるほどです。

そして、患者さん本人ですら、現在の失調は過去のトラウマが影響していると知らないことも多く、さまざまな不調に対して自分のなかで何が起こっているのか分からないままに、人知れず孤独を覚えている人もいます。なぜみんながこなせる日常を自分はまっとうに送ることができないのか、理由の分からない不調はなぜなのか、頑張りが足りないのではないか……。そうして自身を責める人もいるのです。

□トラウマは過去の亡霊

私たち精神科医は、生まれ持った「気質」と、生まれ育った環境で形成される「性格」を分けて考えています。そして、環境により出来上がった後天的な「性格」は想像以上に現在の言動に表れます。極端に打たれ弱い、怒りっぽい、情緒不安定、集中力がない……など、生まれ持った気質だと思っていたものも過去の経験によって出来上がった性格かもしれません。それがトラウマによって作り上げられたもので、日常生活に困難をきたしているのであれば症状として診断されます。

2018年には、慢性的なトラウマ体験を原因とする疾病「複雑性PTSD」が、世界保健機関(WHO)の定める疾病分類『ICD—11』に登録されました。複雑性PTSDには厳密な診断基準がありますが、たとえその基準すべてを満たしていなくても、現在の症状が過去のトラウマ体験が原因となっているのであれば、適切な治療やアプローチによって状況をよくしていくことができます。

過去は変えることはできません。しかし、トラウマを過去の亡霊として終わらせ、辛かった体験が今後の自分の人生に影響しないようにすることは可能なのです。

第2章
解離性フラッシュバックの症状と治療

エピソード2　冷凍保存された過去

1

ワーッと大きな声を出す。地団駄を踏んでも、ものを投げても花ビンを割っても、こみ上げる怒りが収まらない。部屋でどんなに暴れても、お腹の底にマグマのような怒りの塊が溜まり続けて、吐き出されることがない。

きっかけはとても些細なことだった。

「最近仕事が忙しくってさ。ほんと、休みがほしいよ」

一緒に食事をしていたタロウのつぶやきを聞いて、急激に沸点があがる。

……それって、休職している私へのあてつけ!?

「そうですか！　どうせ私は働いていない役立たずですよ！」

思わず声を荒げると、タロウが驚いた顔をする。


結局、タロウとは気まずい雰囲気のまま解散してしまった。

そのうえ、自分の部屋に帰っても怒りが収まらない。

（タロウも結局、私のこと怠け者だと思っているんだ）

（みんなが私を使えない人間だと思っている）

ネガティブな思考を頭からとり払うことができず、恥ずかしさと強烈な劣等感が吹き出して、自分が存在しているというだけで苦しい。どうしていいのか分からなくなってしまう――。

2

「それは解離性フラッシュバックかもしれませんね」

翌日、クリニックを訪れた私に先生はそうおっしゃった。

〜診察室にて〜

ハナ　フラッシュバックって、嫌なシーンが頭の中に蘇るあの「フラッシュバック」のことですか？

医師　そういう意味合いで使われることが多いですが、実はトラウマ関連疾患の「解離性フラッシュバック」は、当時の記憶そのものがよみがえるということは少ないんです。トラウマを経験したときに感じた感情や感覚だけ吹き出してくるケースが一般的ですね。

ハナ　でも、私は過去に対してではなくって、実際に眼の前にいた友人に言われた言葉に傷ついて怒りが爆発したんです。過剰反応だったことは自分でも分かっているけど、一回スイッチが入ると止められなくって。こんなヒステリックで怒りっぽい自分が、本当にみじめで情けないです……。いつか友人にも愛想を尽かされてしまうかも。

医者　今はそう感じるのも無理もないかもしれませんね。でも、その〝ヒステリック〟さはハナさんの生まれつきの気質とは言い切れないかもしれませんよ。ご友人のその一言がトリガーとなって、過去の感覚が再現された可能性もあります。

ハナ　トリガー？

医者　そう。人はトラウマを経験したとき、その後の人生を生き抜くためにトラウマを受けた時の感情や感覚を冷凍保存して、心の本体から切り離すことがあるんです。でも何らかのきっかけ、つまりトリガーによって冷凍保存された感覚が解凍されてしまうと、当時と同じ感情や感覚の再体験が起こります。

ハナ　じゃあ、私の怒りの対象は目の前にいる友人ではなく、過去に経験した感情だったということでしょうか？

医者　その可能性も大いにあるかもしれませんね。

ハナ　そうなんですか。でも、はたから見たら単なる「ものすごく短気な人」ですね。

医者　そう考えてしまいますよね。でも、それは実はトラウマの「症状」だったということです。症状である以上、改善する見込みがありますから。あと、解離性フラッシュバックは感情の爆発だけではなく、身体的な感覚が再現されたり、過去に言われたセリフが幻聴として現れることもあります。記憶が想起されるわけではないので、本人も理由の分からないまま情動に支配されてしまうんです。

ハナ　えっ幻聴もフラッシュバックなんですか？　実は、体調が悪くて1か月前から休職しているんですけど、少しでも生産的なことをしなきゃと思って、ちょっと前から資格の勉強を始めたんです。でも、いざ参考書を目の前にすると、会社の上司の声で「無能な人は何をやっても無駄だ」とか「ハナさんは結局何もできない」って悪口が再現されて……。その声が頭のなかに響いて勉強が1ミリも進まないんです。

医者　実際に上司にそんなふうに言われたことがあるんですか？

ハナ　少なくとも面と向かって暴言を吐かれたことはありません。でも、その上司、少しうちの親に似ていて高圧的というか。実際、実家にいたときは勉強中に父と母から怒鳴られたり、暴力をふるわれることもありました。今は両親と離れて暮らしているので殴られる心配もないのに、資格の参考書をながめているだけでエンドレスにセリフが頭の中でリフレインされて、勉強どころじゃないんです。

医者　それは大変でしたね。確かに、過去に繰り返し聞かされていた言葉が形を変えて何度も再現されるというのも解離性フラッシュバックの症状のひとつです。

ハナ　自分でも理由が分からないんですけど、資格の勉強を進めようとしても、言いようのない恐怖心が押し寄せて体が固まって、まったく手につかないんです。そういえば、仕事をしていたときも資料を作ったり、メールを作成するときに同じような感覚になっていました。

医者　「恐怖心」に圧倒されるというのは、感情優位の解離性フラッシュバックではメインで現れる症状ですね。勉強することでトラウマの箱が開いて、今現在恐怖が差し迫っているわけではないと頭では理解していても、体が恐怖を覚えている状態とも考えられますよね。

ハナ　そうだったんですね。でも、怒りや恐怖や体の硬直に自分でもわけが分からなくなっていたのですが、原因が分かって少しだけ安心しました。

医師　ええ、ハナさんのおっしゃるように、実際に解離性フラッシュバックが起きたときも「今の状態は〝症状〟なのだ」と頭のすみにおいておくだけでも、状態が良くなることもありますよ。

ハナ　確かに症状だと思うと少し冷静になれそうです。

診察のあと、先生は解離性フラッシュバックの改善に役立つという漢方を処方してくれた。先生いわく、子どもは逆境的な体験を受け入れる土壌ができていないから、トラウマを体験すると心の一部が〝冷凍保存〟されやすいのだという。でも、そうして子ども時代を生き延びてきた人が世の中には大勢いるのかもしれない。

解説2

解離性フラッシュバックとは？

□冷凍保存した過去の自分の心

ハナさんに表れたトラウマ関連症状の一つ、フラッシュバック。この症状は、複雑性PTSDの治療の要でもあります。フラッシュバックという言葉は「幼いころ見た光景がフラッシュバックした」「昔見た映画のシーンがフラッシュバックした」というように、日常会話でも使われていますよね。

ただ、トラウマ関連疾患で使われるフラッシュバックは、やや意味合いが異なります。厳密に言うと、過去に受けたトラウマ体験をあたかも今その瞬間体験しているかのように感じること（＝再体験症状）を指していて、私は日常会話レベルで使われるフラッシュバックと区別するため「解離性フラッシュバック」と呼んでいます。

では、解離性フラッシュバックはなぜ起こるのでしょうか？　複雑性ＰＴＳＤをはじめ、トラウマを抱えている人は、過去に受けた傷を普段は心の奥底に押し込め、蓋をしているケースがあります。トラウマ的な出来事（心の傷）は断片化して記憶されるため、トラウマ経験そのものを一連のエピソードとして記憶していない人も多いのですが、何らかの出来事がトリガーとなって心の奥底の蓋が開いてしまい、解離性フラッシュバックが起きてしまうのです。

あるいは、心の奥底に押し込めたトラウマは「冷凍保存した過去の自分の心」と考えることもできます。たとえば、［図２］に登場する男性のように、幼少期から思春期にかけてトラウマを体験した人がいたとします。すると、その人はト

[図2]

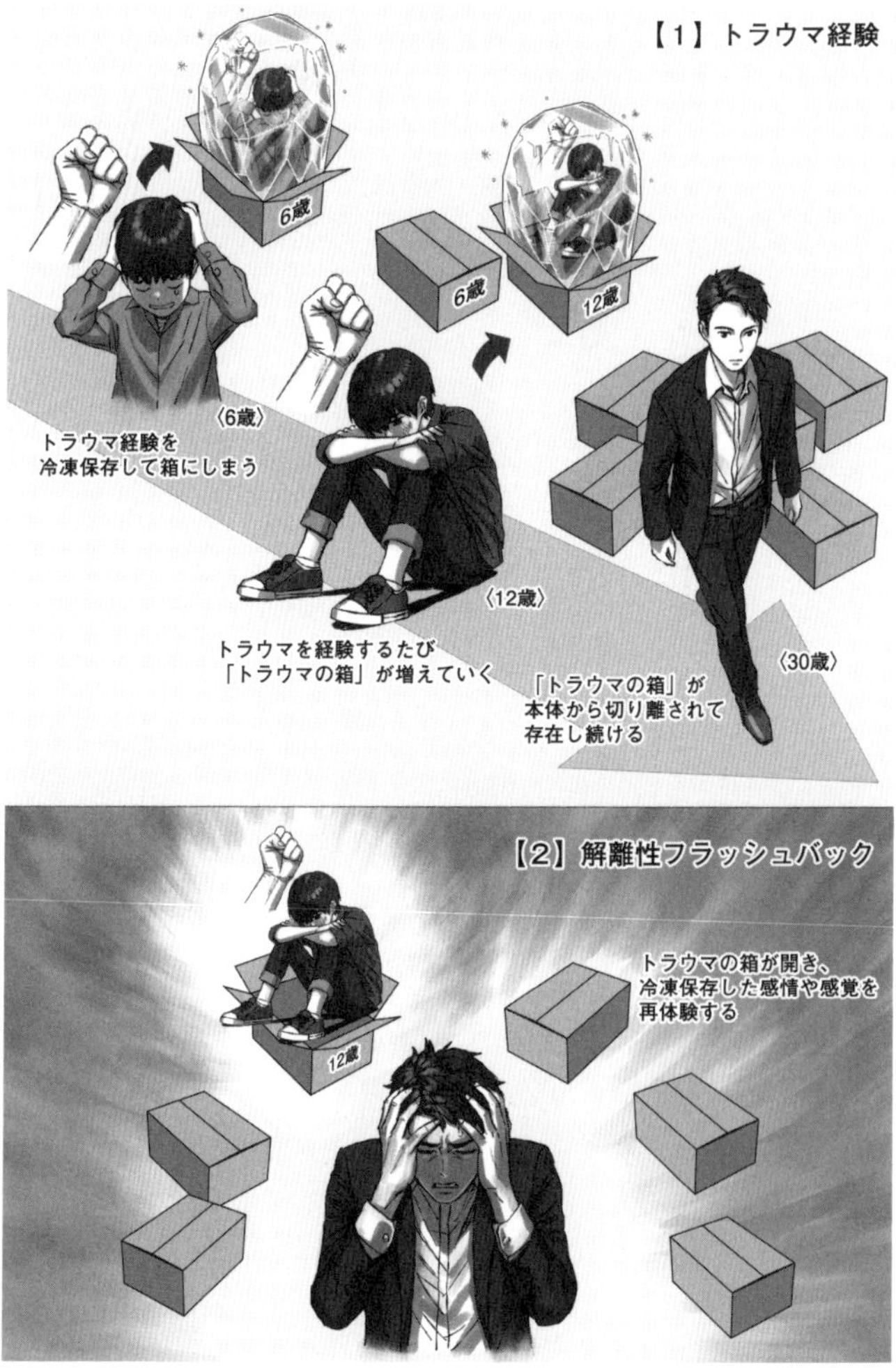
【1】トラウマ経験
6歳
6歳
12歳
〈6歳〉
トラウマ経験を
冷凍保存して箱にしまう
〈12歳〉
トラウマを経験するたび
「トラウマの箱」が増えていく
〈30歳〉
「トラウマの箱」が
本体から切り離されて
存在し続ける
【2】解離性フラッシュバック
トラウマの箱が開き、
冷凍保存した感情や感覚を
再体験する
12歳

ラウマを体験したときの痛みや苦しみ、恥ずかしさなどを感じないようにするために、当時の自分の感情や感覚を「冷凍保存」してしまうのです。

冷凍保存してしまえば、辛かった出来事を表面上は感じる必要がなく、その後も日常生活を送ることができます。しかし、何らかのきっかけでトラウマ記憶が〝解凍〟されると、解離性フラッシュバックが現れてしまうのです。心の一部にトラウマを体験した幼少期のままの自分の心の状態が冷凍保存されているわけですから、解離性フラッシュバックの症状が現れると、当時の感覚や感情を今ここでそのままもう一度体験しているような状態（＝再体験）に陥ってしまいます。

□冷凍保存した心が解凍されると……

幼少期から思春期にかけて虐待や育児放棄（ネグレクト）、性被害などの慢性的な逆境体験を受け続けてきた人は、実際にはいくつもの「冷凍保存した過去の自分の心」を抱えています。本来なら一つに結合されているはずの心の一部がバラバラに冷凍保存されているため、トラウマを抱えている患者さんのなかには自己不全感を覚えたり、本当の自分の感情がわからないと訴える人もいます。

そして、日常生活の些細なことが、心に抱えるトラウマ記憶のいずれかを解凍させるきっかけ（＝トリガー）になりえます。それは会話中に交わされたセリフの一部かもしれないし、雷の音かもしれない。あるいは舞い落ちる枯れ葉がきっかけになるかもしれません。

過去に私が診てきたケースだと、幼いころに性的被害にあった方が、雨に濡れて地面に張り付いた紅葉を見て解離性フラッシュバックを起こした例もありました。それは性被害を受けていたときに目にした景色の一部で、被害時の記憶はおぼろげで断片化していても感情や感覚は当時のまま蘇ってしまうのです。

□解離性フラッシュバックの特徴

エピソードに登場するハナさんは、30歳になってクリニックを訪れ、そこではじめて数々の不調はトラウマを発端としているものだと認識しました。しかし、診断を受ける前までは解離性フラッシュバックが出現しているときも、過去のトラウマの記憶を思い出すことはありませんでした。

実はそれが解離性フラッシュバックの特徴の一つです。一般的に使われるフラッシュバックという言葉は、当時の記憶を鮮明に思い出すときに使うことが多いですが、解離性フラッシュバックは当時の記憶の断片が流れ込んでくるだけではなく、感情・感覚を再体験します。ハナさんは、友人の些細な一言がトリガーとなり、自分でも制御できない激しい感情の波にのみこまれました。これは当時感じた恐怖や怒りが込み上げてきて、現在を圧倒してしまう、感情優位の解離性フラッシュバックです。

また、トラウマの再体験症状には聴覚性のフラッシュバックを伴う人もいます。幼少期に身体的虐待とともに心理的虐待を受けた患者さんに多く見られる症状で、養育者などから繰り返し受けた言葉を、大人になっても再体験してしまう状態です。これは当時の言葉が正確に再現されるのではなく、少しずつ文言を変えながら再体験を繰り返すことになります。ハナさんに現れた聴覚性のフラッシュバックも、親の言葉をそのまま思い出すのではなく、上司の声で再現されていましたね。

さらに、解離性フラッシュバックは悪夢というかたちで睡眠時に現れることもあります。そのため、複雑性ＰＴＳＤや発達性トラウマ障害のかたの多くに睡眠障害がみられます。

エピソード3　過去と現在の区別

1

試験の日が近づくと、胃がキュッとすくみあがり視界がぼやける。

「テストの点数が悪かったら、自分はどうなってしまうのだろう?」

頭の中を占める思考はそればかりで、恐怖心だけが鮮明だ。ほかのことは妙に現実感がなく、当時見ていたはずの景色はなぜかモノクロになっている。足元はふわふわとおぼつかない。私は返却されたテストを握りしめ自宅に戻る。

家では娘の帰りを待ち構える母が「おしおき用」の棒を手にもって、不機嫌そうに廊下をウロウロと往復している——。

明け方、自分の叫び声で目が覚める。慌てて部屋を見渡し「今現在」自分がどこにいるのかをしっかり確認する。1時間半経って、ようやく動悸が治まってくる。

凍りついた体をゆっくりと伸ばしてあくびをする。

2

〜診察室にて〜

医師　ここ1か月、フラッシュバックが出ることはありましたか？

ハナ　漢方を飲むようになって回数は減りました。明け方に嫌な夢をみて目が覚めることもあるんですけど、起きたときに部屋を見渡して「これが今の現実」って自分に言い聞かせたら少しずつ落ち着いてきます。あと、お気に入りのタオルを握りしめたり、温かい飲み物を飲んだりすると回復するのが早い気がします。

医師　それはよかった。ちゃんと現実に戻ることができるようになってきたんですね。ちなみに夢はトラウマに関係したものが多いような気がしますか？

ハナ　そうですね、昔の記憶に近い夢をよく見ます。

医師　夢で見たようなシチュエーションが起きたとき、過去のハナさんはどのように対処していたと思いますか？

ハナ　子どものころの私はなすすべがなく、両親にされるがままじっと耐えていました。でも、それはもう過去のことです。

医師　そうですね。過去のことになってしまいましたね。

解説3

解離性フラッシュバックの治療

□トラウマ体験の症状に漢方？

前の解説では、バラバラになって冷凍保存されてしまった心が解凍されて、当時の感覚や感情が蘇る「解離性フラッシュバック」が起こると解説しました。私はこの「解離性フラッシュバック」の治療を優先して行うことにしています。なぜなら、そのほうが比較的早く回復に向かいやすいからです。

1章の解説では、【「再体験症状」によって、被害がまた生じているかのように感じられる状態が持続し、それによって「回避麻痺症状」「覚醒亢進症状」が引き起こされ、自律神経系の調節の困難が続いている】と書きました。つまり、「回避麻痺症状」「覚醒亢進症状」が起こるきっかけは、いずれも「再体験症状（非解離性フラッシュバック）」があり、これが収まるとほかの2つの症状も落ち着いてくることが多いのです。

では、どのように治療を進めるのか。意外に思われるかたもいるかもしれませんが、私は漢方を処方しています。ＰＴＳＤの治療薬としては、高名な精神科医の神田橋條治という先生が編み出した「神田橋処方」が有名です。神田橋処方で用いられる代表的な漢方は「桂枝加芍薬湯《けいしかしゃくやくとう》」と「四物湯《しもつとう》」の組合せです。どちらもあまり耳にしない名称ですよね。「桂枝加芍薬湯」は腹痛の薬として使われてきた漢方で、「四物湯」は冷え性の治療などに用いられます。

そのほか、「桂枝加芍薬湯」の代わりに、水飴が入った「小建中湯《しょうけんちゅうとう》」や、カルシウム成分たっぷりの「桂枝加竜骨牡蛎湯《けいしかりゅうこつぼれいとう》」が用いられることがあります。また消化器への副作用を減らすために「四物湯」を「十全大補湯《じゅうぜんたいほとう》」に置き換えたりします。

さらに、2014年に東北大学が発表した、東日本大震災による心の傷の回復効果があるとされる「柴胡桂枝乾姜湯《さいこけいしかんきょうとう》」なども使われます。この薬は、フラッシュバックに伴うパニック発作（覚醒亢進症状）に対して頓服的に用いることもできます。

私がトラウマ関連疾患に対してよく使う漢方薬は、「桂枝加竜骨牡蛎湯」と「人参養栄湯《にんじんようえいとう》」の組合せです。「桂枝加竜骨牡蛎湯」は竜骨（大型哺乳類の化石化した骨）や牡蛎（カキの貝殻）など、精神安定作用や汗を止める作用のあるカルシウムが多く含まれています。そのため、ちょっとしたことで驚きやすかったり、動悸がするなどの驚愕反応や寝汗などの覚醒亢進症状に有効です。さらに、現実感喪失を伴う解離性フラッシュバックや悪夢を静める働きもあります。

「人参養栄湯」は発達障害、そのなかでも自閉スペクトラム症（ＡＳＤ）の児童に処方されることがあり、ＡＳＤの特性とされる細部に意識が向きやすいシングルフォーカスや、感覚過敏や感覚鈍麻に効果を発揮するとされています。つまり、トラウマ関連症状である過覚醒・低覚醒などの状態にも有効なのです。

専門的な話になりますが、「四物湯」や「十全大補湯」は、川芎《せんきゅう》が含まれています。川芎は上半身の血流を促進（つまり脳を興奮）する成分です。一方、「人参養栄湯」には川芎が入っておらず、代わりに精神安定作用を持つ遠志《おんじ》という成分が含まれています。つまり不安感や浅眠多夢、つまり悪夢の起きやすさを改善することも期待して処方しているのです。

□トラウマは体が覚えている

解離性フラッシュバックは「凍りついた過去の心の一部」だとしましたが、ここでは「凍りついた自分の心」を「箱」に置き換えて考えてみたいと思います。つまり過去のトラウマ体験により傷ついた心は当時の状態のまま箱のなかに冷凍保存されている状態と考えてください。

何らかのきっかけによって箱の蓋が開くと、記憶の断片とともに当時の感覚や感情などがごちゃ混ぜになった中身が噴き出してくる、それが解離性フラッシュバックです。

漢方薬の服用は、パンパンに膨らんでいる箱の中身を少しずつ減らしていく作用があります。箱そのものは残っているので、バラバラになった心はまだそのままでですが、少なくとも蓋が開いたときの衝撃は従来よりも小さくなり、回復までに一歩前進したことになります。

とはいえ、なぜこれらの漢方薬に「トラウマの箱」の中身を小さくする作用があるのでしょうか。臨床の現場でも有用性は確認されていますが、そのメカニズムは解明されていません。そもそも、漢方は身体の不調を緩和するとか、体質を改善するイメージがありますよね。なぜ、メンタル疾患に効果を発揮するのか不思議に思うかたもいらっしゃるかもしれません。でも、実は1章の解説でもとりあげたように、トラウマ関連疾患の根底には、自律神経の調節困難を伴う「身体症状」があるのです。

このメカニズムでいうと「吊り橋効果」なんかはたいへん分かりやすい話です。吊り橋を渡るようなスリリングな体験を通じて一緒にいた相手を好きになるということの現象は、恐怖からくる緊張状態を恋愛のときめきだと認識してしまうことで成立します。恐怖もときめきも、心拍数が上がってドキドキするという身体反応は同じ。そこに感情フィルターがかかることで、それぞれ見えかたや認識が異なるわけですね。

つまり、感情というのは身体反応とセットであると考えることができます。解離性フラッシュバックのような激しい感覚・感情を伴う症状には、漢方薬の処方のように身体からアプローチしていくことも有用になるわけです。

また、漢方薬以外にも身体にアプローチしていく方法はあります。身体のリズムを撹乱する可能性のあるカフェイン・飲酒・喫煙などの習慣、就寝・起床時間の見直しなども大切です。

□過去と現在を明確に区別する

ただ、漢方薬を服用したらすぐに症状が緩和するわけではありません。カフェインやアルコールを控え生活リズムを安定させるなどのアプローチを取り入れながら、「過去のトラウマ体験の影響で、今の症状が起きている」と自ら理解していくことが、さらなる改善につながります。解離性フラッシュバックが起こっている瞬間は、必ずしもトラウマ体験を思いだしているわけではなく、むしろほとんどは理由のわからない感情・感覚に支配されている状態です。

そこで私は治療の現場で患者さんに「解離性フラッシュバックが起こったとき、どんな状態になるのか」「引き金はなんだったと思うか」「過去、トラウマ体験にさらされていたときは、どうやって生き延びていたのか」「今、過去のトラウマ体験の話をしてみてどんな気持ちになるか」などと問いかけます。

問いかけによって今現在をふり返る治療を受けている〝今現在〟と〝解離性フラッシュバックが起きたとき〟、そして〝トラウマ体験を受けていた過去〟の3つの時間軸が必然的に区別されていきます。

そうすることで徐々に「解離性フラッシュバックで溢れてくる感情・感覚は過去のもので、今現在脅威が迫っているわけではない」と認識していくことができるのです。トラウマ体験を過去のものとして処理していくことで、過去の辛かった出来事が今現在に侵入してくることを阻止できるようになっていきます。

第3章

過去の自分を助けにいこう

エピソード4　消えない「自己否定」

1

歯ブラシに歯磨き粉をのせて口に入れる。奥歯から順番に磨いて、すべての歯を磨き終わったら口をすすいで、清潔なタオルで口を拭く。顔を洗う。髪をとかす。そんな朝のルーティンがスムーズに行えるようになった。

身支度に半日以上かかっていた数か月前と比べると、ずいぶん回復したように思える。すこし前までは、些細なことでも体を動かそうとすると原因不明の恐怖が押し寄せて「判断」することが恐ろしかった。あの状態を思うと、ずいぶん生きやすくなったはずだ。

2

～診察室にて～

医師 最初に診察した日から半年が経って、解離性フラッシュバックの症状もだいぶ落ち着きましたね。

ハナ はい。前よりは楽になりました。あと、体がかたまって朝ベッドから出られなくなったり、身支度ができなくなる日も多かったのですが、それもかなり改善している気がします。

医師 それはよかったですよね。「低覚醒」のタイミングが減ったんですね。

ハナ 感情の爆発も減ったおかげで、とても暮らしやすくなりました。なにより、大切な友人に怒りをぶつけることがなくなったのが嬉しいです。

医師　そうですよね。解離性フラッシュバックや再体験症状が良くなると、過覚醒や低覚醒の頻度も落ち着いてきます。トラウマ関連疾患では感情のコントロールが難しくなる「感情調節障害」という症状がありますが、過覚醒・低覚醒が改善されると感情調節障害も良くなりますし、それに伴って対人関係にもプラスに働くようになりますよね。

3

トラウマの症状は互いに関連しあっている。つまり、相乗効果で回復に向かうということだ。ただ、残念なことに、〝トラウマ〟の症状は一直線に治っていくものではないらしい。

「それって、ハナちゃんの甘えじゃない？」

いつも私の不安に耳をかたむけて肯定してくれたタロウの言葉に、胸がズキリと痛む。

「人見知りなのは分かるけど、休職して半年経つんだから一人で出歩く練習をしてもいいと思うよ。いつも僕がついてあげられるわけじゃないんだから」

家にこもりがちな私を思ってのアドバイスだと分かってはいるけれど、「甘え」の一言に、気持ちが急降下する。

そうか。私は甘えているんだ。どうしようもない人間なんだ。

帰り道、体が重く、歩いても地面を踏みしめている感覚がない。あの交差点を渡れば自宅まですぐなのに、視界がぼやけ、距離感がうまくつかめない。

まるで自分の体がロボットにでもなったような、別の自分が自分を操っているかのような――。

～診察室にて～

医師　この二週間はいかがでしたか？　前回の診察のときには、身体症状はずいぶん良くなったとおっしゃっていましたよね。

ハナ　ええ、解離性フラッシュバックはほとんど治まって、身体症状は大幅に改善されたと思います。でも、生活の困りごとが減った分、最近は自分の生き方とか、人との関わり方について考え込むようになりました。

医師　なるほど。そう感じるのはもしかすると、ハナさんの治療が次のステップに進んだのかもしれませんね。

ハナ　そうでしょうか。結構、切実な悩みなんですけど……。先生は前に、感情調節障害が良くなると、対人関係も改善するとおっしゃっていましたね。でも、やっぱりまだぎこちない気がします。極度の人見知りで人付き合いを避けてしまうか、もしくは親しくなると相手の言いなりになって自分の意志がなくなってしまうか。とても極端なんです。

医師　確かに、感情調節障害が良くなったら、対人関係が100%、一直線にうまくいくというわけではないですよね。そもそもハナさんが人付き合いを避けてしまうのは、どうしてだと思いますか?

ハナ　なんとなく、自分は周囲を不快にさせる人間なんだという考えがデフォルトである気がします。それに、今は仕事も休職しているから、役に立たない自分の存在が許せないんです。常に引け目を感じて謎の罪悪感がつきまとっているというか。

医師　今はそんな風に思ってしまうんですね。でも、ハナさんがいるだけで、周囲の人が温かい気持ちになるとか、そんな感覚もあるんじゃないかなと思うのですが、そう聞いてどう思いますか？

ハナ　それは……よく分からないです。それよりも、こんな生産性のない自分の存在にとにかく耐えられなくて。先日は友人から「甘えている」と言われたんですけど、そんな甘えた自分をとにかく抹消したいような気持ちになりました。

医師　そんな出来事があったのなら、そう感じて辛くなってしまいますよね。ご友人から「甘えている」と言われたからといっても、あくまでもそれはご友人の感想であって、ハナさんが実際に甘えた人間かどうかとは別だと思うんですが、そう聞いていかがですか？

ハナ　それはそうですけど……。私って普段は人付き合いを避けるくせに、いざ付き合うようになったらその人の言いなりになっちゃうし、言われたことを全部真に受けてしまうしで、とても極端なんです。

医師　避けるか、相手に合わせるか、極端な人付き合いって苦しいですよね。それに評価を他人に委ねてしまって、それを自分の価値そのものにしてしまうって、まるでまな板の上の鯉みたいですよね。

ハナ　そうかもしれません。人の評価が自分の存在そのものになっているせいか嫌われること怖くて、人間関係そのものが苦痛になっているのかも。

医師　ハナさん、人付き合いって料理人と魚みたいな対等ではない関係じゃなく、自立した個人と個人として関わり合うことが望ましいですよね。健全な人間関係を築くには、まずは自分自身が自己を確立していることが大切だと思いますが、どうですか？

ハナ　それは私が未熟ということですか？

医師　未熟、みたいな意味に聞こえたんだとしたら、ごめんなさいね。というよりも、これから自分のアイデンティティを形成していく必要があるということです。解離性フラッシュバックの治療ではトラウマの箱を小さくするとお伝えしましたね。では、小さくなったトラウマの箱はどうなるんでしょう？

ハナ　あっ！　まだ心の本体から切り離されたまま……？

医師　そうなんです。箱の中身が小さくなったとはいえ、本来統合されているはずの箱、つまり心の一部が切り離されたまま存在しています。それがアイデンティティの形成を阻害するとも考えられるわけです。もし、箱が心の本体に吸収されてひとまとまりになったら、ハナさんの苦しみの根底にある「自己否定」も和らぐと思いますよ。

ハナ　確かに、自己否定が落ち着くと今よりも生きるのが楽になりそうです。

医師　そうですね。トラウマ関連疾患ではこれを「否定的自己概念」といって、回復までの大きなポイントになります。

解説4

トラウマの箱がもたらす症状

□自己組織化の障害とは？

第2章でお伝えしたとおり、解離性フラッシュバックは、パンパンにふくらんだトラウマの箱の中身を小さくしていくことで改善されていきます。ただ、忘れてはいけないのは、「トラウマの箱」は、本来なら一つにまとまっているはずの〝心の一部〟ということ。トラウマ体験を受けた際に、その時の痛みや感情を切り離した結果できたものです。

繰り返し慢性的にトラウマ的出来事にさらされていた人は、トラウマの箱がいくつもある状態で、箱の中身を小さくして症状が改善されたとしても、箱そのものは依然として心の本体から切り離されたまま。したがって、治療の次のステップではバラバラになった心をひとつに結合していくことが求められます。

複雑性PTSDの患者さんは、1章で解説した「再体験症状・回避麻痺症状・覚醒亢進症状」のPTSD症状に加えて、「自己組織化の障害」とよばれる状態がみられます。聞き慣れない言葉ですが、自己組織化という言葉は「ひとまとまりの自分」と言い替えることもできます。つまり、自己組織化の〝障害〟は、自分がひとまとまりではなくなっているということ。先ほど解説した「トラウマの箱（＝心の一部）」が心の本体から切り離されてバラバラになっている状態です。

自己組織化の障害は、具体的には「感情調節の障害」「対人関係の障害」「否定的自己概念」という3つの症状があります。「自己組織化の障害」は複雑性PTSDを特徴づける症状ではあるものの、複雑性PTSD以外でもみられる症状なので注意が必要です。それぞれを具体的に説明していきます。

□感情調節の障害

「感情調節の障害」は文字通り、感情調節にまつわる機能がうまく働いていないこと。些細なストレスで気持ちが傷ついて怒りを爆発させてしまったり、無謀な行動や自己破壊的な行動など感情反応の高まりとして表現されます。抑うつ症群の子どもや青年では抑うつ状態がイライラした気分や怒りっぽさとして表れることもあるので、慎重な診断が求められます。あるいは反対に、喜びやポジティブな感情を実感することができないなど感情の麻痺も感情調節の障害に含まれます。

本来、こうした感情調節のスキルは乳児期から児童期にかけて養育者との関係の中で培われていきます。幼いころ、恐怖、怒り、悲しみ、喜びをもたらす体験をした際に、養育者が「怖かったね」「楽しいね」といった具合に声がけなどして、感情に名前をつけてくれます。そうすることで、子どもは自分の感情を正しく認識し、自覚できるようになるのです。

一方で、養育者による心理的なネグレクトや、子どもが気持ちを表に出すと暴力をふるうなどの行為があると、子どもは自分の感情に正しくラベルをつけることができなくなります。そして、その子は自分の感情に気がつくことができなくなったり、その感情を抱えておくことができなくなってしまいます。

感情を抱えておくことができないと、成長後も自分の感情を調節するために暴力的なまでの情動の爆発や、自己破壊的な行動をもたらすこともあります。危険をかえりみない衝動的で無謀な行為や、アルコールなどの物質依存、過食や過食嘔吐、リストカットなどの自傷行為、大量服薬、買い物依存、浪費など、一般的に問題行動やアディクションと呼ばれるさまざまな行動で感情を調節しようとする患者さんもいます。

また、こうした情動制御の困難さは双極性障害とみなされてしまうことが多いのも特徴です。さらに、このような衝動性はＡＤＨＤ（注意欠如多動症）の人にも認められるため、発達障害と診断されたり、患者さんご自身が発達障害だと思い込んでいるケースも後をたちません。発達障害と診断された、あるいは患者さんご自身がそう思っていたとしても、生育歴を振り返ってみるとトラウマ体験によって表面化した症状だった、という場合もあるのです。

□対人関係の障害

「対人関係の障害」が生じると、人間関係を維持することや他者を身近に感じることに困難さを覚えます。対人関係が難しいと聞くと「他者と衝突しやすい人」を思い浮かべるかもしれませんが、自己組織化の障害の対人関係の障害では人間関係や社会との関わりを避けようとしたり、関心を示さないケースもみられます。

過去には「人と距離があるように感じる」「仲間はずれにされているように感じる」「人と感情的に近い距離を保つのが難しいと感じる」と訴えるかたもいました。

他者に対して交流を求めながらも関係を作れなかったり維持できなかったりして、結果的に他人と距離を取ってしまう。他者に対して無関心にも見えるこの状態は、ＡＳＤ（自閉スペクトラム症）のかたにも当てはまり、これも発達障害とみなされるケースにつながります。

□否定的自己概念

「否定的自己概念」は、自分自身に対して、強い恥の感情や罪悪感、自分は無力で価値がないという認識に圧倒されてしまうこと。解離性フラッシュバックや感情調節の障害で日常生活がままならなくなる人もいれば、「否定的自己概念」がベースにあるために、うつ状態に見える人もいます。

特に「大うつ病性障害」や、性格と間違われやすい「気分変調症（持続性抑うつ症）」との重なりがみられます。そのため、うつ病などの気分障害と診断されて、抗うつ薬が漫然と処方されていた複雑性ＰＴＳＤのケースも多くありました。

思春期・青年期に発症するとされる「気分変調症（持続性抑うつ症）」では、強い否定的自己概念のために楽しみを感じられなくなり、漠然としたおっくう感のため、学校や部活動や対人関係への関心が薄れて内にこもり、誰からも必要とされていないと感じます。このような否定的自己概念に呑み込まれた状態（思春期危機）は、親からの独立のために必要なことと考えられていた時期もあります。

この、否定的自己概念が生まれる背景には「アイデンティティの崩壊」が指摘されています。なぜ、アイデンティティの崩壊が否定的自己概念につながるのでしょうか？　ここまで読んでお気づきの方もいるかと思いますが、否定的自己概念を含む「自己組織化の障害」は、両親をはじめ養育者との愛着の形成がうまくいかないと起こりやすくなります。

本来であれば養育者との愛着を土台として、自身の感情を知りオリジナルの価値観を育み、ひとまとまりの自分として成長していきます。そうして人はアイデンティティを形成していくのです。ところが養育者との愛着形成がうまくいかないと、養育者から受けた否定的な言葉を取り込み、自分を否定する人格が自身の中に存在するようになります。常に意識の根底には自己否定が根をはっており、謎の自責感が続くという人も少なくありません。

また、取り込んだ否定的自己概念がいくつもの「トラウマの箱」の中に冷凍保存されてしまうと、箱の蓋が開いたとき（＝フラッシュバック）、強烈な劣等感や自責の感情が幻聴のかたちで吹き出してしまうこともあります。

さらに、成熟していく過程で身につけるべき自身の価値観やアイデンティティが成立していないと、他者から投げかけられたネガティブな言葉や意見をそのまま取り込みやすくなります。それにより、自己否定的な感情をより強めてしまうことになるのです。

治療によってトラウマの箱の中身が小さくなり、再体験症状（解離性フラッシュバック）や、過覚醒・低覚醒などの感情調節の障害が治まってきても、「否定的自己概念」はうっすらと残っているケースがほとんど。ゆえに複雑性ＰＴＳＤの治療のラスボスともいえます。対人関係を通して「否定的自己概念」を薄めていくことが複雑性ＰＴＳＤの治療の最終段階になるのです。

エピソード5 過去の自分との邂逅

1

～診察室にて～

医師 最近の調子はどうですか？

ハナ あまりよくありません。トラウマとは関係がないんですけど、いつも悩みを相談していた友人に「彼女ができたからもう会えない」って言われてしまって……、今すごく落ち込んでいるところで……。

医師　それは辛いですよね。ご友人にそう言われたとき、どんな気持ちだったと思いますか？

ハナ　フラッシュバックとは違うかもしれませんが、ショックだったのと、そのあとどうしようもない怒りで我を忘れそうになりました。「彼もどうせ私のことが邪魔だったんだ」って。蔑ろにされたことが許せないんです。

医師　そうですか、そう感じたんですね。ハナさん、もしかしたらその気持ちはご両親に対して感じていた気持ちと似ている部分はありそうですか？

ハナ　いや、それはないと思います。親とはすでに疎遠になっていて、今更彼らから愛情が欲しいなんて感じません。言ってしまえば、もう諦めているんです。

医師　確かに今の大人のハナさんはそう思っているかもしれませんね。でも、心の中には幼い頃のハナさんがまだいて、その子はまだ過去の苦しかった頃にとらわれ続けているのかもしれませんよ。

ハナ　それは……バラバラになった心の一部のことですか？

医師　そうとも言えますね。その子が何を求めているのか、自身の過去の気持ちを振り返ってみると、幼かった頃のハナさんの気持ちが感じられるかもしれませんね。

ハナ　でも先生、確かに幼い頃の私は両親の愛情を求めていたかもしれません。ただそれを手に入れるのは叶わないことです。子どもの自分が何を求めていたか分かったとしても、大人になった私にそれを与えてくれる人なんていないんです。げんに私の大切な友人は離れていってしまいました。先生、子どものころに得られなかったら、その人は一生足りないまま過ごさないといけないんですか？

医師　一生足りないまま過ごさないといけない、そう考えてしまうのも無理もないことですよね。ハナさん、そこまで悲観しなくても大丈夫かもしれませんよ。今のハナさんは、過去の小さなハナさんを助けに行くことができると思います。たとえば、こんな風に自分の中の小さかった頃のハナさんの部分に問いかけてみてください。辛かった時どんな気持ちでしたか？　小さなハナさんはどうしてほしかったですか？

ハナ　とてもとても心細かったです。よしよししてほしかった、頑張ったねってほめてほしかった。

医師　幼かったハナさんはそう言ってるんですね。小さな頃のハナさんの気持ちが分かったら、今の大人のハナさんはどう感じますか？　この子の気持ちを何とかしてあげたい、そんなふうに感じますよね。そこまで分かれば、他人に親代わりを求める必要はなくて、今の大人の自分が、小さな頃の自分の気持ちに触れてあげることができますよね。これが、自分が自分の親になるということです。だから今からでも回復することはできますよ。

2

「過去の自分が求めていたこと」とは何だったのか。

クリニックから自宅に戻って、もう一度考えてみる。

私は親にどうされたかったのだろう。小さな頃に見ていた景色を思い起こす。お父さんもお母さんもいつも不機嫌でなんとなく毎日が苦しそうだった。両親は私の世話をすることを苦痛に感じているようだった。「私が生まれてしまったから、ふたりとも不幸になってしまったのかもしれない」と、幼い頃の自分が言う。

たとえ成績が良くなくても、役に立たない存在でも、お父さんとお母さんが、私といることが嬉しいと思ってくれたら。私の食事を作ったり生活費を払ったりすることに、少しでも楽しみを見いだしてくれたら……。本当は、無償のケアが欲しかったのかもしれない。

ふと、ダイニングテーブルの上に置いてある参考書に目が留まる。休職期間中、少しでも生産的なことをしたいと思ってはじめた資格の勉強だけど、少しお休みしてもいいかもしれない。休憩することに、食事をすることに、部屋を片付けることに罪悪感を抱かなくてもいい。私が私の親だったら、きっと喜んで自分のお世話をするはずだから。

解説5

セルフコンパッション

□バラバラになった箱の行方

本来ならひとつにまとまっていたはずの「心」。それを統合していくことが「自己組織化の障害」の症状を落ち着かせる手段であり、複雑性PTSD治療の終盤のポイントです。これまで「心の本体」から切り離された心の一部のことを「箱」に例えてきましたが、バラバラになった箱を本体に接着していく手段として、私はUSPTを用いた治療を行っています。

USPTとは2007年に考案された心理療法で、これまでの生活の担当してきた「表の人格（主人格）」と、「冷凍保存され主人格から切り離された人格」の結合を目指します。ごく簡単に説明すると、治療者が患者の両膝を交互にタッピングし、冷凍保存された人格を呼び出し、主人格と統合していくイメージです。その際、辛かった過去を振り返って当時の感情を想起する必要があります。

過覚醒や低覚醒、また解離性フラッシュバックなどの症状が顕著に表れている状態だと、過去の感情を振り返ることなどとてもできません。USPTはトラウマの箱が小さくなった段階だからこそできる治療といえますね。

ちなみに、切り離されていた人格は、主人格に結合されたからといって消滅するわけではありません。たとえば「否定的自己概念」を生み出す要因のひとつとなっていた自己否定する人格、すなわち内なる迫害者が主人格に結合されたとします。それがうまく主人格とまとまると、これまで自身を痛めつけていた自己否定は理想を追求するためのモチベーションへと変化し、一辺倒に「責める」だけのパーツからより成熟した状態となっていきます。

□ひとまとまりの自分

では、バラバラになった箱がうまく結合したら、ここで治療は完了でしょうか？
実は、トラウマ症状を引き起こす根本的な要因「アタッチメント（愛着）」の問題が残っています。人間には他の個体への近接（アタッチ）を通じて、安心感を回復・維持しようとする根源的な欲求があります。アタッチメントは、不安や怖れなどの感情の乱れを自己と愛着対象（多くの場合は養育者）との間の関係性によって調節する仕組みともいえるのです。

トラウマ関連疾患は、乳幼児期にアタッチメントの形成が阻害された結果、神経系の発達が妨げられることで起こります。すなわち、トラウマ関連疾患を抱える多くの方はアタッチメントの形成が適応的ではないのです。トラウマ治療によって人格が統合されても、そのひとまとまりの人格はまだアタッチメントを知らない状態といえます。

さて、乳幼児期に得られなかったアタッチメントですが、成人後も治療の過程で、自力で得ていくことができます。それが「自分が自分の親になる」ということ。その手法を「メンタライジング」といいます。

□自分が自分の親になる

実は、慢性的にトラウマ体験を受けてきた人の多くは、成人後も親、あるいは他者に対する「依存欲求」がまだ残っています。成人後に養育者との関係を断ち切り、折り合いをつけていると表面上は思っていても、心の底では依存欲求がくすぶっているというパターンもあります。

ただ、この場合の依存欲求というのは「今の自分が高齢となった親の愛情を求めている」のではなく、「過去の自分が親の愛情を求めていた」と自覚する必要があります。幼少期に親から「よしよし」してもらいたかった、感情を受け止めてもらいたかった、でもそれは叶わないことなのだ……。その事実を受け入れ、依存欲求を断ち切り、自分で自分のアイデンティティを作っていくのです。

そうしたプロセスのなかで、辛かった過去の自分に会いに行き「自分が自分の親になる」ことが求められます。クリニックの治療では、具体的なトラウマ体験の出来事を聞き出すことはありません。一方で、子ども時代はどんな気持ちで過ごしていたのか、本当は何を求めていたのか、何に傷ついていたのか、といった傷つきへの自覚を促します。そして、自分がその子の親だったら何をしてあげるのか、どんな言葉をかけてあげるのかを考え、今の自分が過去の自分を助けてあげるのです。

エピソード6　トラウマからの回復

1

明け方、浅いまどろみのような夢の中で幻みたいな景色を見る。

幼い頃の自分が、林の中の黄色い落ち葉の上で丸まって横になっている。

夕方になって友人たちがそれぞれの家に戻っていく中、自分だけは帰りたくなくて、よくここで遊んでいたのだ。大人の私は木の陰から一人になった幼い頃の自分の様子を見守っている。


子どもの私は木の陰に立っている大人の私に気づく。

「あれっ？　あれは私？　大人になった私？　未来の私？　そうか、私はその歳まで生きていくことができるのか。未来はなんだか今より幸せそう」

大人の私は、目があった小さな私に声をかける。

「よく今まで一人で頑張ってきたね。これからは私が助けてあげるから、もう怖いことはないからね」

あふれてきた涙が頬を伝って枕を濡らす。ようやく涙でいっぱいになった目を開く。

2

目が覚めたあと、誘われるように部屋の外に出た。近くの交差点にたどり着く。大通りを走る車の音、陽の光を反射する深い緑の街路樹、耳をなでる風の質感。少し前まで灰色だった風景が鮮やかに目の前に広がっている。

一瞬、驚いて立ち止まったけど、ひとまずこの道の向こう側まで歩いてみることにした。

付録

この付録部分では、トラウマ関連疾患についてより具体的に解説していきます。なかでも近年注目されている「複雑性複雑性ＰＴＳＤ」と「発達障性トラウマ障害」の診断基準や両者の違い、これらトラウマ関連疾患と発達障害との関係に着目してみたいと思います。

一、複雑性ＰＴＳＤと発達性トラウマ障害

□複雑性ＰＴＳＤの診断基準

複雑性ＰＴＳＤとは、「出来事基準（トラウマ体験）」によって引き起こされる「ＰＴＳＤ症状（再体験症状・覚醒亢進症状・回避麻痺症状）」、「自己組織化の障害（感情調節障害・否定的自己概念・対人関係障害）」、「機能障害」のすべてを満たした疾患のことです。２０１８年、『国際疾患分類第11改訂版（ＩＣＤ―11）』で、新たに採用されました。

病因となる出来事基準は、「極めて脅威的または恐怖的な性質の一連の出来事で、

最も一般的なのは逃れることが困難または不可能な長期にわたるまたは反復する出来事」とされており、「長期にわたる家庭内暴力、幼少期の性的・身体的虐待の繰り返し」のほか、「拷問、強制収容所、奴隷制度、大量虐殺、その他の組織的暴力」など、生命にかかわるような重篤なトラウマ的出来事を指します。ただし、トラウマ的出来事の体験があっても必ず複雑性PTSDを発症するわけではありません。

PTSD症状（再体験症状・覚醒亢進症状・回避麻痺症状）の中心にあるのが、再体験症状です。再体験症状は、「侵入的記憶想起（フラッシュバック・悪夢）」として、なぜだかわからない感情や感覚に突然支配され、その出来事が今ここで再び起こっているように体験されます。

フラッシュバックは、一般に「過去を思い出して辛くなること」と理解されていますが、それは「回想的記憶想起」といって区別されます。診断基準にも、「出来事を振り返ったり何度も思い返したり、その時に経験した感情を思い出したりするだけでは、再体験の要件を満たすには不十分である」と明記されています。またフラッシュバックは過去の辛い情景がありありと浮かぶようなものではなく、トラウマ的出来事を経験したときと同じ恐怖や強い身体感覚などがよみがえり、トラウマ的出来事が再び起こっているという感覚から、現在の認識が完全に失われて圧倒されてしまう体験までさまざまな程度があります。あるいはトラウマ的出来事に関連した繰り返される夢や悪夢などのかたちで再体験症状が起きることもあります。

覚醒亢進症状と回避麻痺症状は、フラッシュバックに反応して起こる神経系の誤作動だと考えればより理解しやすくなります。

覚醒亢進症状とは、過度な警戒心や過剰な驚愕反応を示すという、いわゆる「過覚醒状態」のことです。反対に回避麻痺症状は「低覚醒状態」のことで、トラウマ体験に関する思考や感情、またはトラウマの再体験を引き起こす可能性のある事物や状況を意図的に避けようとする症状を指します。恐怖で身体が動かなくなってしまう、「凍りつき反応（フリーズ）」も回避症状のひとつです。

覚醒亢進症状には交感神経が、回避麻痺症状には副交感神経の一種である背側迷走神経がそれぞれ関与しており、フラッシュバックによって身体が危機的状況だと誤認識してしまうことで、腹側迷走神経が支配する適切な覚醒状態（リラックス状態）が保てなくなるのです。

自己組織化の障害における3つの症状についても解説します。

感情調節障害は、暴力的暴発、自己破壊行動など、些細なストレス要因に対する情動反応の亢進やストレス下での解離症状、喜びや肯定的な感情を体験できないなど感情の麻痺などが該当します。否定的自己概念は、トラウマ体験に関連する恥や自責の感情を伴う自己の卑小感、敗北感、無価値感などの持続的な思いこみのこと。対人関係障害は、他者を身近に感じることが持続的に困難になり、人間関係や社会参加を避けたり、関心を示さなかったり、人間関係を維持することが困難になるなどの症状のことです。

ＰＴＳＤ症状と自己組織化の障害における6症状は相互作用関係にあり、それぞれが複雑に絡み合った結果、人間関係や社会生活などの重要な領域において著しい「機能障害」を引き起こします。診断基準では、「機能が維持されるとしても、それはかなりの努力を重ねることによってのみ可能である」と、「機能障害」の程度の強さが強調されています。

これらすべてが満たされたとき、初めて複雑性ＰＴＳＤと診断されます。

□発達性トラウマ障害の診断基準

発達性トラウマ障害は、ヴァン・デア・コークらによって虐待あるいはネグレクトの状況で発生する児童期のトラウマの後遺症の診断名として米国精神医学会の精神疾患の診断と統計マニュアル改訂第5版（DSM―5）に向けて提唱提案されましたが、DSM―5にも国際疾患分類第11改訂版（ICD―11）にも採用されませんでした。

しかしながら、複雑性PTSDの診断基準完全に満たさないケースでも発達性トラウマ障害の診断を満たすことがあることから、臨床的には有用な概念と考えられます。

発達性トラウマ障害の出来事基準は、「対人的な暴力の反復的で過酷な出来事の直接の体験または目撃」および「主要な養育者の再三の変更、主要な養育者からの再三の分離、あるいは、過酷で執拗な情緒的虐待への曝露の結果としての、保護的養育の重大な妨害」などが、一年以上持続していることです。

また、発達性トラウマ障害の診断基準は①感情および身体調節の障害　②注意と行動の調節障害　③自己および対人関係における調節障害　④トラウマ関連症状の4つがあり、そのためにさまざまな領域において問題を呈しているもの、と定義されています。

発達性トラウマ障害の診断基準を複雑性PTSDと比較してみると、「①感情および身体調節の障害」は感情調節障害に、「②自己および対人関係における調節障害」は否定的自己概念と対人関係障害に相当するようです。

さらに、発達性トラウマ障害の「④トラウマ関連症状」では、PTSD三徴（再体験・過覚醒・回避麻痺）のうち2つ以上を満たせばよいことになっています。

ゆえに、発達性トラウマ障害は「不全型の複雑性ＰＴＳＤ」と考えることもできるのです。

さらに発達性トラウマ障害で特筆すべきは「②注意と行動の調節障害」です。

これはＡＳＤ（自閉スペクトラム症）とＡＤＨＤ（注意欠如多動症）という発達障害の特性とも重なっています。このことから、発達性トラウマ障害は「第四の発達障害」とも呼ばれます。

ただし、発達性トラウマ障害および複雑性ＰＴＳＤは、トラウマ体験のある人の約１・５％、数か月から数年間、繰り返し身体的虐待を受けた人でも４％程度しか発症しません。しかし近年、「虐待による発達障害」という認識が広がったことで、「自分もそうではないか」と相談に来られる方が増えました。

背景にあるのは、虐待数の増加です。令和4年度の児童相談所における虐待相談対応件数は、10年前（平成24年度）から約33倍に増加しています。しかし、内訳を見ると心理的虐待が全体の59％。実は、心理的虐待はどちらの出来事基準にも当てはまってはいないのです。

特に発達性トラウマ障害は、双極性障害やうつ状態などの気分障害、パニック障害、また摂食障害や依存症など、何でもありの臨床像を呈すため、自身も該当すると考えられるお気持ちは察するに余りあります。しかし同時に、誤った認識、診断が蔓延することも危惧されているのが現状です。

□トラウマの種類

トラウマには、「I型トラウマ（単回性トラウマ）」と「II型トラウマ（長期反復性トラウマ）」があります。

I型トラウマは、災害や暴力、事故、性被害など、危うく死ぬ、深刻な怪我を負うなどの精神的な衝撃を受ける出来事の経験、またはそのような出来事に他人が巻き込まれるのを目撃することや、家族や親しい者が巻き込まれたのを知ることなどが相当します。

そのなかで、トラウマ体験から6か月以内にはじまり、1か月以上持続するものを「ＰＴＳＤ」といいます。ＰＴＳＤの生涯有病率は９％程度で、12か月間の有病率は約４％とされています。

一方で、Ⅱ型トラウマは、極度に脅威的ないしは恐怖となる性質の出来事で、もっとも多くは、逃れることが困難ないし不可能で長期間あるいは繰り返された出来事とされます。このあとに生じるのが、「複雑性ＰＴＳＤ」です。前述のように、ＰＴＳＤの診断項目をすべて満たすとともに自己組織化の障害が見られることが特徴です。

しかし、トラウマの種類によって、必ずしもＰＴＳＤと複雑性ＰＴＳＤが区別されるわけではないことには注意が必要です。実際、クリニックで診ているトラウマ関連障害の患者さんのなかでも、Ｉ型トラウマ体験に伴う症状が複雑性ＰＴＳＤの診断基準を満たしたケースもあります。逆に、明らかにII型トラウマなのにもかかわらず、ＰＴＳＤの診断基準しか満たさないケースもありました。

また、II型トラウマの体験があるにも関わらず、ＰＴＳＤの3徴がそろわずに、自己組織化の障害だけの症状を呈するＡＳＤ（自閉スペクトラム症）の方もいらっしゃいました。ＡＳＤなどの発達特性、小児期のII型トラウマ体験（虐待など小児期逆境体験やいじめなどの家庭外の逆境体験）、さらに愛着の障害は同様の症状をもたらすため、どちらがタマゴでどちらがニワトリなのか区別できないことも多く認められています。

ただ、私が問題視しているのは、「複雑性ＰＴＳＤ」の診断名を、日常用語的に使用される先生がいらっしゃるということです。

私のもとに来られたある患者さんは、小学生の頃の失恋を複雑性ＰＴＳＤだと診断されていました。また別の患者さんは、何度も大学入試に落ちたことを複雑性ＰＴＳＤだと診断されていて、驚愕したことがあります。

このような出来事は、患者さん本人からすれば確かに、一般的な意味での対処困難な嫌な出来事、つまりトラウマ体験だったかもしれませんが、ＰＴＳＤや複雑性ＰＴＳＤ、ひいては発達性トラウマ障害の出来事基準にはなり得ず、トラウマ関連障害とはいえないわけです。診断するなら、いわゆる適応不全でしょう。

トラウマを抱えていれば、なんでもいいわけではありません。正確な診断が行われなければ、適切な治療はできないのです。

□発症年齢の違い

複雑性ＰＴＳＤと発達性トラウマ障害はどちらも、トラウマを受けた年齢（＝

受傷年齢）は、おおよそ幼少期から学童期までとなっています。ただし、受傷年齢はあくまできっかけが起こる年齢であって、症状が表れる年齢ではありません。

発達性トラウマ障害は幼少期・学童期のトラウマ体験からはじまり、思春期、青年期、成人期とさまざまな症状を表現しながら連続して変遷していきます。一方で複雑性ＰＴＳＤは発症までにタイムラグがあります。つまり、思春期や青年期になって急に症状が発現する場合があるということです。

どちらも病因はトラウマ体験ですが、発達性トラウマ障害は過剰に甘える、癇癪を起こすなどの行動に表れるのに対し、複雑性ＰＴＳＤはそれを我慢してしまいます。つまり、感情に蓋をしてしまうのです。感情に蓋をして生きてきた人のほうが、いざ蓋が開いてしまったときの反動は大きくなります。

もっとも蓋が開きやすいのは思春期と言われていますが、老年期になっていきなりふたが開き、症状が溢れてくることもあります。こうしたことから、発達性トラウマ障害は「複雑性ＰＴＳＤの子ども版」と呼ばれることもあります。

そもそも、トラウマを受けた時に人間の心はどう反応するのでしょうか。

幼稚園の頃まではまだ自我がはっきりとしないので、心が苦しい、怖いという感情が身体反応として表れます。具体的には、アタッチメント（愛着）の問題による、「分離不安障害」や「睡眠・覚醒障害」として表れます。

小学生になると、ＡＤＨＤに似た多動性行動障害といわれる身体の反応を引き続き示すか、もしくは心を抑え込んでしまうかの2パターンに分かれます。暴言などに対して「自分がダメだから叱られるのだ」と思ってしまうなどの、いわゆる自己否定がスタートするのもこの年頃からです。

さらに小学校高学年から中学校までの思春期前期には、自分は汚れている、使い物にならない、といった心の痛みがメインになっていきます。この頃になると、ＰＴＳＤ症状が出現するなど、解離性症状が明確化。また、非行に走る子どもも出てきます。

複雑性ＰＴＳＤも発達性トラウマ障害も、思春期には「認知機能（認識）の障害」「自己制御（情動調節）の障害」「関係性の障害」などＡＨＤＨ／ＡＳＤに似た特徴や、注意欠如多動症（ＡＤＨＤ）から反社会性パーソナリティ障害にいたる「ＤＢＤマーチ（破壊的行動障害マーチ）」がみられたり、「抑うつ障害」「摂食障害」「睡眠・覚醒障害」などの症状が表れるようになります。

とはいえ、成人期中期以降になると、ＰＴＳＤ症状の重症度は低下してくるとされています。そのため、過去には「複雑性ＰＴＳＤ」の要件をすべて満たしていたものの現在は満たしておらず、不安や回避だけが表出しているというケースも多いです。私は過去に要件を満たしていたことが明確なら複雑性ＰＴＳＤと診断することもありますが、それは医師によって対応が異なるので注意しましょう。

二、トラウマ関連疾患と解離

□解離とは？

PTSDや複雑性PTSD、発達性トラウマ障害などのトラウマ関連疾患では、「解離症状」を伴うようにもなるといわれます。

「解離」とは、ひらたくいえば多重人格や記憶喪失、あるいは憑依などの現象のことです。「そんなの信じられない」と思う人もいるかもしれませんね。

解離のメカニズムを簡潔にまとめると、「ひとまとまりになっている通常の心の働きがまとまりを失った状態」を指します。通常、人格は「ANP（あたかも正常に見える人格部分）」と「EP（情動的な人格部分）」に分かれており、それぞれの複雑さの程度で解離レベルが決まります。EPは、例えるなら「トラウマ体験に関する感情・感覚（その他、有害な恥辱感、自己放棄、悪質な内なる批判、社会的不安など）」が閉じ込められている箱です。

特にトラウマ体験の既往のある人は、安定した日常生活を送るために、普段は日常生活に没頭し、解離による離人や現実感消失によって感情が動かないように努めます。しかし、一度トラウマ記憶がよみがえると大きく混乱して激越状態に陥り、闘争―逃走反応や過覚醒状態が生じることが知られています。

そうならないために、トラウマ体験にまつわる生々しい感情あるいは身体感覚や行動のまとまりをパッケージ化し、心の中に冷凍保存するわけです。

解離は、自分自身を守るための防衛機制です。トラウマ体験に対する、一時的な緊急措置（自動操縦モード）のような役割を果たしています。外傷的育ちの人にとっては、解離による障害こそあれ、これこそが生き延びるための有効戦略なわけです。

ちなみに解離自体は、程度の差こそあれ、臨床群だけでなく一般の健康人にも見られます。過集中による「心ここにあらず」の状態や、「もう一度体験していると思えるほど、過去を鮮明に思い出す」という状態を指し、これは「正常な解離」です。この正常な解離によって、一般の健康人はトラウマを「過去の出来事」に変容させることができます。それが、「時間が解決してくれる」という一般的なトラウマ解決法につながるのかもしれません。

□解離とフラッシュバック

DSM―5やICD―11などの現行の操作的診断システムでは、PTSDと解離性障害とは別々のグループに分類されています。

しかしその実、解離とトラウマ症状（ＰＴＳＤ３徴）は、表裏一体の関係にあります。それが、「解離性フラッシュバック」の存在です。

人格は「ＡＮＰ（あたかも正常に見える人格部分）」と「ＥＰ（情動的な人格部分）」に分かれており、ＥＰはトラウマ体験を閉じ込めた箱のようなものと前述しましたが、この箱が突然開いて中身が出てくることがあります。

これが、「解離性フラッシュバック」です。

この解離性フラッシュバックは、脳が過覚醒となることで引き起こされます。

しかし、ＥＰ（トラウマを詰め込んだ箱）があるという解離構造の有害作用として、回避、過覚醒、感情制御困難、否定的自己概念、対人関係障害などの症状が表れます。つまり、生き延びるための戦略であったはずの解離の存在そのものが、複雑性ＰＴＳＤの症状を引き起こしているともいえるわけです。

正常な解離という概念もあるほどなので、解離性障害のすべてが複雑性ＰＴＳＤを作っているというわけではありませんが、反対に複雑性ＰＴＳＤのほとんどは解離症状を伴います。解離こそが複雑性ＰＴＳＤの核心をなしているということなのです。

解離は適応的であるために、その後も無意識に習慣化され、受傷のたびにＡＮＰからＥＰが分離されることを繰り返していきます。ＡＮＰという限定された心の領域だけで日々の生活を送ることは、やはり過度なストレスとなります。

さらにたちが悪いのは、解離によって生じたＥＰでは体験が風化しないため、何年経っても箱が開くたびに「まるで今起きているかのように」感じ続けてしまうのです。

ＡＮＰとＥＰのスイッチング、つまり解離性フラッシュバックは、「思い出す」

などという生易しいものではない「強烈な再体験」なので、戦慄的恐怖や傷つき、無力感を伴う強い感情的苦痛を喚起します。

□フラッシュバックと「記憶想起」「反芻思考」

解離性フラッシュバックは、過去を思い出すのではなく、その時の感情・感覚が突然身体を支配します。しかも、そのトリガーとなるのはほんの些細な出来事です。

例えば、性的虐待というトラウマ体験をした人がいるとします。すると、枯葉が雨に濡れてペタッとくっついているという、その出来事とは無関係な状況によってもフラッシュバックが起こることがあるのです。しかも、記憶が想起されているわけではないため、本人からすれば何が起きているのか見当もつかず、数秒〜数時間、あるいは数日間にわたって恐怖に包まれるという体験になります。

また、同時にいろいろな箱が開くため、恐怖感や不安感とともに怒り感情が湧き出てきたりもします。これは、一般に使われるフラッシュバックとは少し違うのではないでしょうか。先の例でいうと、「階段で性的虐待を受けた人が直接階段を見ることでフラッシュバックが起こる」、こうしたイメージが強いと思います。

しかし実は、よくいわれる「過去のことを思い出して嫌な気持ちになる」ことは「記憶想起」、「嫌だった出来事を何度も思い出す」ことは「反芻思考」といいます。これらは、フラッシュバックとは区別されるものです。

わかりやすく言うと、出来事を「語り得る」か「語り得ない」かです。トラウマ記憶は心の奥底にしまってある思い出したくもない過去の断片であるため、「言葉にすること」などできません。そのため、体感を総動員して溢れ出てくるわけです。これが、解離性フラッシュバックの特徴です。

特に、注意欠如多動症や自閉スペクトラム症などの発達障害のある人は、過去の世界にひたってしまう「タイム・スリップ」や、芋蔓式の記憶想起である「タイム・ストラップ」が生じやすいことが知られています。それらが起きたときには、表情がなくなり、ボーッと固まってしまうフリーズ（凍りつき）に似たプチ解離や、パニック（混乱状態）がよくみられます。

しかし、タイム・スリップやタイム・ストラップは、日常の記憶の一場面の想起であることが多く、映像的な記憶表象を主とし、言語的に接近できる記憶であることから、解離性フラッシュバックとはまったく異なるものです。

タイム・スリップやタイム・ストラップでは、楽しい記憶が想起されることもあり、これは自閉スペクトラム症などの発達障害特有の「ファンタジーへの没入」のひとつの形態なのかもしれません。

また、自閉スペクトラム症などの発達障害の要素がある場合は、トラウマとなる出来事が起きても、その時点ではトラウマ反応を引き起こさないものの、青年期になって自己が目覚めたときに事後的に過去の出来事がトラウマ体験として認識されることも知られています。

フラッシュバックとは、あくまで人格の交代に伴う症状であり、冷凍保存されていた「記憶・感情・感覚・行動」が再活性化されるものです。つまり、フラッシュバックは、解離症状そのものと言えます。私はこれを明確に区別するために、「解離性フラッシュバック」という言葉を使っています。

□解離性フラッシュバックの治療

フラッシュバックの治療法としてよくある仮説が、「トラウマとなった経験を言語化すること（暴露療法）」です。過去のトラウマを何度も言語化することで、トラウマの解像度は下がっていきます。

しかし、これはあくまで言語的な近接が可能である「記憶想起」や「反芻思考」で有効と考えられるものであり、「解離性フラッシュバック」を含む「再体験症状」では逆効果になることがあります。

なぜなら、辛いトラウマ記憶は普段は箱の中にしまってあるので、そもそもうまく言葉にすることが困難です。また、過去を暴露することで不要な箱を開けてしまうことにつながりかねないからです。

つまり、時間をかけた傾聴型のカウンセリングはＡＮＰとＥＰの交代を容易にし、心的レベルの低下、解離症状としての低次の心的活動を常態化しやすくさせてしまう可能性があるということです。

確かに複雑性ＰＴＳＤの治療は、「再体験症状」への対処が治療の中心にはなりますが、従来の暴露療法ではなく、まずはＡＮＰとＥＰの交代（解離性フラッシュバック）をどのように抑止していくかを考えなければなりません。その際に用いるのが、漢方です。

そして、次に心的レベルの低下（自己組織化障害）をいかに防いでいくか。つまり、現在の対人関係を含む出来事との関連を見ていく対人関係療法などに時間を割いて、ゆっくりと経過を見ていく必要があるわけです。

□過覚醒と感覚過敏

解離、ひいては解離性フラッシュバックを起こす原因は、主に過覚醒にあります。

私たちは通常、腹側迷走神経が支配する「耐性領域（社会的関わり反応）」によって、適切な覚醒状態を保っています。しかし、トラウマの影響を受けることで、その「耐性領域」が狭くなっていき、感覚の増大や感情的反応、過剰な警戒態勢、無秩序の認知処理など、容易に交感神経の「闘争・逃走反応」を引き起こしやすくなります。これが、「過覚醒症状（驚愕・警戒反応）」です。

また同時に、感覚鈍磨、感情麻痺、無効な認知処理、身体動作の減少などの「低覚醒状態」、つまり背側迷走神経の「凍りつき反応（シャットダウン）」も引き起こします。

トラウマ関連障害のような神経系への負荷がかかった状態では、過覚醒と低覚醒の間を極端に乱高下することになります。

「過覚醒状態」では、例えば過去の加害者への怒り、過去の自分への怒り、怒りを引き受けさせられたことへの怒りなど、「再体験症状」に伴う無秩序な認知処理が行われます。加えて、無秩序な認知処理と同時に、トラウマをはっきりと思い出せない、何も感じないなどの無効な認知処理、つまりトラウマと接触を断つ「回避麻痺症状」との間を極端に揺れ動くのです。

つまり、トラウマ後の過覚醒症状が持続することで、腹側迷走神経が支配する「耐性領域（社会的関わり反応）」の適切な覚醒状態（リラックス状態）が保てなくなってしまうのです。

「過覚醒症状」を緩和するために、ほとんどの場合で抗不安薬や睡眠薬などのベンゾジアゼピン系薬物が投与されます。ところが、抗不安薬や抗不安薬系の睡眠薬は、トラウマ関連障害の治療では禁忌とされています。

「過覚醒症状（驚愕・警戒反応）」は、PTSD症状の「再体験症状」、「回避麻痺症状」、あるいは、複雑性PTSDに特有の「感情調節不全」と密接な関係があり、それが顕著に現れるのが「睡眠障害」という問題です。そのため、アルコールと似た作用がある抗不安薬や睡眠薬などベンゾジアゼピン系薬物が使われてきました。

PTSDに適応を有する抗うつ薬の添付文書には、「経過を十分に観察し漫然と投与するのではなく、定期的に投与継続の要否について検討すること」と記載されていますが、ほかの医療機関からクリニックにいらっしゃった患者さんたちには、最大量の抗うつ薬が長い期間処方されていました。実際のところ、複雑性PTSDや発達性トラウマ障害の治療は困難であるどころか、効果のある治療法はいまだ解明されていません。トラウマの治療は「神田橋処方」として知られる桂枝加芍薬湯と四物湯の合方が有名ですが、実はなぜ効果的なのかはわかっていません。だからこそ私は、患者さんひとりひとりに合った調合をする「変法」を治療に取り入れています。

心が本来持っている力を取り戻し、生きづらさ解消して働き続けられるための、患者さん一人ひとりに合ったオーダーメイドの治療。これこそが過去のトラウマに苦しむ人たちを救う唯一の特効薬だと信じて疑いません。

三、トラウマ関連疾患と愛着の関係

□愛着形成の失敗と自己組織化の障害

5歳未満の子どもの場合、虐待に関連した愛着障害には、反応性愛着障害や抑脱抑制型対人交流障害も含まれることがあり、これらは複雑性PTSDと併発することがあります。さらに、両親や養育者がトラウマの原因（性的虐待など）である場合、子どもや青年はしばしば無秩序な愛着スタイルを発達させ、これらの個人に対する予測不可能な行動（例えば、拒絶、攻撃性を交互に繰り返す）として表れることがあります。なぜなら、身体的虐待や性的虐待などの小児期の逆境体験は、複雑性PTSDの診断基準にある自己組織化の障害（集中力の維持困難・

自己同一性の保持困難・対人関係の混乱）を引き起こすからです。

怒りや暴力の爆発、危険行為や自傷行為などの「感情調節障害」は、養育者の感情的引きこもりや役割混乱などの、「情動コミュニケーションの障害」によって生じます。養育者によって適切な関わりがなされないと、子どもは自分の感情に気づくことができず、また感情を抱えておくこともできなくなります。これを「感情不耐」と呼びます。

この感情不耐によって、危険をかえりみない衝動性やアルコールなどの物質依存、過食や過食嘔吐、リストカットなどの自傷行為、大量服薬、買い物依存や浪費など、一般的に問題行動と呼ばれるさまざまな「気分解消行動」で自分の感情を調節しようと試みてしまうわけです。あるいは、トラウマ的な出来事に対する、恥や罪責、挫折の感覚を伴い、自分は取るに足らない、価値がないなどと持続的に思い込む、「否定的自己概念」によって、空虚感や無力感、無価値感として自覚されるようになります。
　さらに否定的自己概念は、人間関係を維持することや他者と親密さを感じることが困難な「対人関係障害」とともに、自分と他者に対する信頼感を阻害し、不信感、孤立、引きこもり、パラノイアなどパーソナリティの変化をもたらし、「感情調節障害」を引き起こすという、循環構造になってしまっているのです。

　小児期の逆境体験は、なぜ自己組織化の障害を引き起こすのか。子どもは、養育者との間でのアタッチメント（愛着）を基盤にして、「関係性」「認識」「自己制御」を発達させます。このアタッチメントに障害があると、関係性・認識・自己制御の障害とともに、別の何らかの精神失調（二次障害）をも引き起こしてしまうのです。これらの障害は、ＡＳＤ（自閉スペクトラム症）やＡＤＨＤ（注意欠如多動症）などでもみられるため、トラウマ関連疾患と発達障害には重なり合いがみられるのです。

□「愛着障害」と「不安定型アタッチメント・スタイル」

幼少期に両親をはじめとする養育者とアタッチメント（愛着）形成がうまくいかないと、それがトラウマ関連疾患の根本的な病因となりえます。ただ、アタッチメント（愛着）といっても、定義はいくつかあります。代表的なのは、「愛着障害（アタッチメント障害）」と「不安定型アタッチメント・スタイル（愛着の問題）」。両者は言葉こそ似ていますが異なる概念です。

まず、アタッチメントスタイルは、親の愛情を十分に受け、危険や不安を感じることの少ない環境で育つ「安定型」と、何らかの不安材料が付きまとう環境で育つ「不安型」に分けられます。そして、アタッチメント（愛着）は、特定の愛着対象との間でのみ選択的に形成されます。つまり、母親との関係性は不安定型であるものの、父親との間では安定型、ということもあるわけです。

一方、乳幼児期に養育者の不在などによって愛着形成がうまくいかず問題を抱えている状態のことを「愛着障害」といいますが、診断される割合は1％未満にすぎません。虐待やネグレクトを受け、劣悪な養育環境で育ったケースであっても、発症率は40～60％。半数程度となっています。

こうしたことからも、よっぽどの生い立ちでない限りほとんどの人が抱えているのは愛着障害ではなく、不安定型アタッチメント・スタイルと言ってもよいでしょう。それは、子どもであれば両親との関係性であり、成人であれば配偶者やパートナーといった特定の愛着対象との関係性の問題なのです。そのため、「人を信じられない」、「人との関係がうまく築けない」など、愛着対象ではない他者との関係構築困難は、愛着の問題というよりも、特性としての発達障害要因による影響が大きいのかもしれないと考えられるわけです。

□子ども家庭支援センターレベルの家庭

児童相談所は、高度な専門性を要する相談や児童虐待対応、子どもの一時保護など、調査介入型のアプローチを担う機関です。一方で、子ども家庭支援センターは、子育て支援や児童虐待の発生予防的な対応を担う機関とされます。

虐待対応件数の急伸に伴い、子ども家庭支援センターの継続指導や養育支援訪問等の実施件数は増加。他者から見てよっぽど酷い場合は児童相談所で一時保護されますが、年々増加している子ども家庭支援センターレベルの家庭がもっとも憂慮されます。保護に至らないというのはあくまで外からの判断であって、中で体験している子どもにとっては地獄そのものなのです。おそらくここが、発達性トラウマ障害の巣窟になっているのではないかと考えられます。

四、トラウマ関連疾患と発達障害

□目先の症状だけでなく、その奥を見る

「自閉スペクトラム症（ASD）」や「注意欠如多動症（ADHD）」という発達障害は、「発達性トラウマ障害」および「複雑性PTSD」と重なりあう部分が大きく、鑑別が困難な部分も多いのです。

自閉スペクトラム症と注意欠如多動症は、遺伝子レベルの異常を基盤にもつ生まれつきの特性であり、一方で発達性トラウマ障害や複雑性PTSDは、乳幼児期の養育者との間の対人関係トラウマ（外傷的育ち）によって、神経心理学的な

発達に不可欠な愛着（アタッチメント）が阻害されることによる後天的に生育環境の影響を受けた結果です。

しかし両方とも、神経心理学的な発達の障害として症状が表現されるため、さまざまな臨床像を呈するようになります。

なぜそうなるのか。

それは、「発達障害」「発達性トラウマ障害」「複雑性PTSD」は、3つとも自己組織化の障害が共通しているからです。特に自閉スペクトラム症は、記憶反芻（タイム・スリップ）、行動回避、感覚過敏など、PTSDの症状にも類似した症状を見せます。

そもそも発達障害は遺伝が主原因であることが多いため、両親も発達障害だったことから軽度の虐待・ネグレクトがあったり、あるいは虐待的な養育による矯正を受けやすかったり、また、学校などでいじめられたりなど、複雑性ＰＴＳＤの出来事基準は満たさないもののトラウマ体験があるケースも散見されるため、これも誤認されやすい一因です。

また、もともと発達障害の特性を持っていた子どもが、養育者との間の対人関係トラウマも合わさり、本来は目立たなかった発達障害の種が発芽してしまったというケースもあります。

それぞれの鑑別は極めて困難ですが、患者さんが訴える主訴にある程度パターンがあります。ひとつは「発達性トラウマ障害」「複雑性ＰＴＳＤ」と診断された人は、集中困難や時間感覚の欠落、記憶障害などの「解離症状」を主訴に受診される人。もうひとつは「気分変調症」のような気分の落ち込みや、急に湧いてくる不安や恐怖感など「全般性不安障害」に似た症状など、気分や感情の問題を主訴とされるパターンです。

とはいえ、これはあくまでも傾向であり、複雑性ＰＴＳＤは多彩な症状を呈することから、これまでさまざまな診断名がつけられてきました。特に、身体的虐待や性的虐待は「複雑性ＰＴＳＤ」と親和性が高い一方、心理的虐待やネグレクトはうつ状態を呈することが多いとも報告されています。

また、「発達性トラウマ障害」や「複雑性ＰＴＳＤ」のうつ状態では恐怖症を伴うことが多いこと、解離症状があることなどが鑑別になります。これが、通常のうつ状態との違いとも言えそうです。しかし、一般のメンタルクリニックでうつ病やうつ状態、あるいは双極性障害と診断されている人のなかに、発達性トラウマ障害や複雑性ＰＴＳＤなどトラウマ関連障害の患者さんがかなりの数いらっしゃると推測できます。

さらに危ないのは、禁忌とされる抗うつ薬や抗不安薬の処方です。これにより、複雑性PTSDの症状であるフラッシュバックや感情調節障害が悪化してしまう可能性すらあります。

目先の症状だけを見て、その奥に潜む黒幕に目を向けない。そんな「木を見て森を見ず」な現状を、一刻も早く打破しなければならないのです。

トラウマ関連疾患の症状

再体験症状	・解離性フラッシュバック ・悪夢	PTSD3徴
覚醒亢進症状	・過度の警戒心 ・過剰な驚愕反応	
回避麻痺症状	・出来事に関する思考や感情の回避 ・出来事の想起刺激となる物事や状況の回避	
感情調節の障害	・気持ちが傷つきやすい ・暴力的爆発 ・無謀なまたは自己破壊的行動 ・感情麻痺、喜びなどの感情の欠如	自己組織化の障害
対人関係の障害	・他者に親密感を持つことの困難 ・対人関係や社会参加の回避や関心の乏しさ	
否定的自己概念	自己の卑小感、敗北感、無価値感などの持続的な思い込みで、トラウマ的出来事に関連する深く広がった恥や自責の感情を伴う	

➡ 複雑性PTSDは、「PTSD3徴」「自己組織化の障害」すべての症状を満たしている。

➡ 発達性トラウマ障害は、「PTSD3徴」のうち2つ以上の症状と「自己組織化の障害」のすべての症状を満たしてる

おわりに

私の家は、機能不全家族でした。

面前DVや、〝しつけ〟という名の身体的暴力は日常茶飯事で、警察に通報されたこともあります。幼稚園に入る前には、何度か母親の家出に連れられて行ったり、よそに預けられたこともあるほど、家庭は崩壊していました。

両親が信用できない私のアタッチメント対象は犬や猫でした。実家の近くのお稲荷さんの裏山が唯一の安心基地であり「山に逃げ込めば自分は安全なんだ」と思って幼少期を過ごしてきました。小学生の頃は授業を抜け出したり廊下に立たされることも多く、通信簿に「落ち着きがありません」と書かれることもしょっちゅうでした。

「多くの精神科医が敬遠しがちなトラウマを、よく専門にしましたね」

などと言われることがありますが、何を隠そう私自身がかつてはADHD／ASD特性を伴った発達性トラウマ障害の出来事基準を満たしていたのです。

もちろん、トラウマを受ける人が減り、トラウマ治療が必要なくなる日が来るのが一番です。しかし、それまでの間はトラウマ治療ができる医療機関を増やし、次世代への連鎖を食い止めなければならないと感じています。


「再体験」「回避麻痺」「過覚醒」といったPTSD症状、「感情調節障害」「否定的自己概念」「対人関係の障害」を満たす自己組織化の障害、そして、「関係性の障害（自閉スペクトラム症）」「認識の障害（知的障害）」「自己制御の障害（注意欠如多動症）」といった発達障害の3つの特徴は、それぞれが互いに影響しあい、複雑な入れ子構造をなしています。この入れ子構造がトラウマ関連疾患と発達障害の区別を難しくしていますし、また、本文で似たような説明が何度も繰り返されることにとまどったかもしれません。

それでも、この知識が必ずあなたの身を助けるときがくると信じています。

トラウマ関連疾患は、回復します。

辛い体験をすると、生涯にわたって自分は不幸だと思ってしまいがちです。たしかに過去は消せません。しかし、大切なのは希望を捨てないこと。トラウマによって自分のこれからの人生を損なわないようにすることです。

辛い過去を背負うのではなく、片手にぶら下げられるくらいに小さな荷物にしてあげる。これこそが、私の使命だと思っています。

本著を手にした方がもし未成年なら、大人になるまで生き延びてください。今、病院には行けなくても、独立してから治療すれば間に合います。絶対にあきらめないでください。

最後に、本著を製作するにあたって協力していただいた方に、心より感謝申し上げます。なにより、インタビューにご協力くださった当事者の方々には頭が下がる思いです。本書のストーリー部分は当事者の協力がなければ、成り立たないものでした。患者さんの生の体験は、私たち医療者では引き出すことができません。なぜなら、医療者がそれを聞き取ると、どうしても医療者の視点から抜け出すことができないからです。これは、医療の限界だと思います。だからこそ、医療者の視点と医療を超えた患者さんの人生の一部という視点の両方を本著に組み込むことができたのは本当に貴重だと感じています。

同書で記したことが、これから治療を受けようと思う人の後押しに少しでもなれば、それほど嬉しいことはありません。

参考文献

・ベセル・A・ヴァン・デア・コルク／アレキサンダー・G・マクファーレン／ラース・ウェイゼス〈編〉、西澤哲〈監訳〉（2001）．『トラウマティック・ストレス―PTSDおよびトラウマ反応の臨床と研究のすべて』．誠信書房．
・齊藤万比古〈総編集〉、本間博彰／小野善郎〈責任編集〉（2008）．『5 子ども虐待と関連する精神障害』．中山書店．
・宮原桂〈編著〉（2008）．『漢方ポケット図鑑』源草社．
・杉山登志郎（2007）．『子ども虐待という第四の発達障害』．Gakken．
・小林隆児／遠藤利彦〈編〉（2012）．『「甘え」とアタッチメント―理論と臨床』．遠見書房．
・L・ルイス／K・ケリー／J・G・アレン〈著〉、神谷栄治〈訳〉（2012），『トラウマを乗り越えるためのガイド―マインドフルネスとメンタライゼーションの実践』．創元社．
・杉山登志郎（2015）．『発達障害の薬物療法―ASD・ADHD・複雑性PTSDへの少量処方』．岩崎学術出版社．
・ベッセル・ヴァン・デア・コーク〈著〉、柴田裕之〈訳〉／杉山登志郎〈解説〉（2016）．『身体はトラウマを記録する―脳・心・体のつながりと回復のための手法』．紀伊國屋書店．
・崔炯仁（2016）．『メンタライゼーションでガイドする外傷的育ちの克服―〈心を見わたす心〉と〈自他境界の感覚〉をはぐくむアプローチ』．星和書店．
・そだちの科学　29号（2017）．『発達障害とトラウマ』．日本評論社．
・ステファン・W・ポージェス〈著〉、花丘ちぐさ〈監訳〉（2018）．『ポリヴェーガル理論入門―心身に変革をおこす「安全」と「絆」』．春秋社．
・宮内倫也（2019）．『ジェネラリストのための〝メンタル漢方〟入門　第2版―抗うつ薬・抗不安薬を使うその前に』．日本医事新報社．

参考文献

・杉山登志郎（2019）．『発達性トラウマ障害と複雑性PTSDの治療』．誠信書房．
・津田真人（2019）．『「ポリヴェーガル理論」を読む―からだ・こころ・社会』．星和書店．
・そだちの科学　33号（2019）．『愛着とその障害』．日本評論社．
・エリザベス・F・ハウエル〈著〉、柴山雅俊〈監訳〉／宮川麻衣〈訳〉（2020）．『心の解離構造－解離性同一性障害の理解と治療』．金剛出版．
・USPT研究会〈監修〉、新谷宏伸／十寺智子／小栗康平〈編著〉（2020）．『USPT入門　解離性障害の新しい治療法〝タッピングによる潜在意識下人格の統合〟』．星和書店．
・オノ・ヴァンデアハート／エラート・R・S・ナイエンフュイス／キャシー・スティール〈著〉、野間俊一／岡野憲一郎〈監訳〉（2021）．『構造的解離：慢性外傷の理解と治療　上巻（基本理念編）』．星和書店．
・こころの科学　216号（2021）．『大人の愛着障害』．日本評論社．
・杉山登志郎（2021）．『テキストブック　TSプロトコール―子ども虐待と複雑性PTSDへの簡易処理技法』．日本評論社．
・精神療法　第47巻第4号（2021）．『複雑性PTSDを知る―総論、実態、各種病態との関連』．金剛出版．
・精神療法　第47巻第5号（2021）．『複雑性PTSDと接する―さまざまな治療的アプローチ』．金剛出版．
・小野真樹（2021）．『発達障がいとトラウマ―理解してつながることから始める支援』．金子書房．
・原田誠一〈編〉（2021）．『複雑性PTSDの臨床―〝心的外傷～トラウマ〟の診断力と対応力を高めよう』．金剛出版．
・亀岡智美〈編〉（2022）．『実践トラウマインフォームドケア』日本評論社．
・本田秀夫〈監修〉、大島郁葉〈編〉（2022）．『おとなの自閉スペクトラム―メンタルヘルスケアガイド』．金剛出版．
・三上謙一（2023）．『臨床に活かすアタッチメント』．岩崎学術出版社．

生野信弘 いくの のぶひろ

1988年長崎大学医学部卒業、1995年同大学院修了。医学博士。同大学卒業後、長崎大学第二内科、佐世保市立総合病院で内科医長を務め、1998年にオーストラリア・モナッシュ大学の生化学&分子生物学科に2年間留学。帰国後、離島医療やホスピス緩和ケアに従事。2001年に精神科に転向し、その後、対人関係療法などを学び、現在は田町三田こころみクリニックで、対人関係療法とともに「発達性トラウマ障害」や「複雑性PTSD」などトラウマ疾患の診断と治療も行っている。精神科専門医・指導医。

トラウマからの回復

2024年6月1日発行　初版第1刷発行
2024年8月1日発行　　第2刷発行

著　者　生野信弘
発行者　秋尾弘史
発行所　株式会社 扶桑社
〒105-8070　東京都港区海岸1-2-20　汐留ビルディング
電　話　03-5843-8194（編集）
　　　　03-5843-8143（メールセンター）
www.fusosha.co.jp

装丁・デザイン・DTP　サカヨリトモヒコ
装画・挿絵　bambeam
印刷・製本　株式会社 加藤文明社
図　版　松崎芳則（ミューズグラフィック）
編　集　松原麻依
編集協力　桜井カズキ

ISBN978-4-594-09700-4